PD Dr. med. habil. Christian Mozet

# DIAGNOSE
# SCHWERHÖRIGKEIT

AF217908

PD Dr. med. habil. Christian Mozet

# DIAGNOSE
# SCHWER-
# HÖRIGKEIT

Antworten zu
- Ursachen
- Diagnose
- Therapie

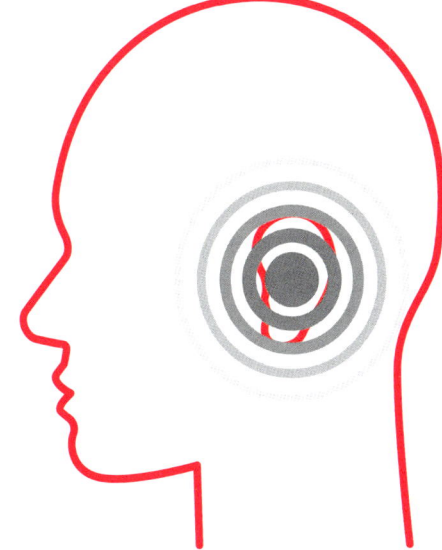

**herbig** sprechstunde

**Bildnachweis**

© Cochlear Limited 2020: S. 108, 109; Ulrike Vohla/Grafikdesign Storch, Rosenheim, teils unter Verwendung von Vorlagen von shutterstock: S. 15, 21,41, 62, 63, 95, 100, 112; Erstellt in Anlehnung an Löhler J, Walther LE, Schlattmann P. Der Mini-Audio-Test (MAT). Screening-Fragebogen zur Ermittlung einer relevanten Schwerhörigkeit ab dem 50. Lebensjahr. LRO 2013; 92(12): 815–822. doi: 10.1055/s-0033-1355342: S. 69; KURZ: S. 86; MED-EL. Mit freundlicher Genehmigung durch MED-EL Elektromedizinische Geräte GmbH: S. 111; Signia GmbH: S. 102; Widex Hörgeräte: S. 98.

Mit 9 Illustrationen, 2 Fotografien, 1 Grafik und 4 Tabellen.

**Impressum**

Umschlaggestaltung von STUDIO LZ, Stuttgart, unter Verwendung eines Motivs von shutterstock.

Unser gesamtes Programm finden Sie unter **kosmos.de/herbig**.

Gedruckt auf chlorfrei gebleichtem Papier

© 2021, Herbig in der
Franckh-Kosmos Verlags-GmbH & Co. KG,
Pfizerstraße 5–7, 70184 Stuttgart
Alle Rechte vorbehalten
ISBN 978-3-96859-029-5
Projektleitung: Nicole Janke
Redaktion: Ulrike Burgi, Köln
Gestaltungskonzept, Gestaltung und Satz: DOPPELPUNKT, Stuttgart
Produktion: Hanna Schindehütte
Reproduktionen: Heartwork Media, Frank Kreyssig, Germering
Druck und Bindung: Printer Trento
Printed in Italy

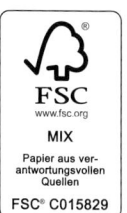

# INHALT

# VORWORT

Liebe Leserin, lieber Leser,

ob Sie aktuell bereits von Schwerhörigkeit betroffen sind oder nicht, ist unbedeutend – die Wahrscheinlichkeit, eine Schwerhörigkeit im Laufe des Lebens zu entwickeln, ist auch für Sie sehr groß. In Deutschland hört bereits mehr als jeder Zweite in der Altersgruppe zwischen 40 und 60 Jahren nicht mehr uneingeschränkt. In der Altersgruppe 60+ sind 50 % sogar mindestens mittelgradig schwerhörig, aber selten gut versorgt. Wir alle kennen Menschen mit Schwerhörigkeit und wissen, dass es sowohl für Betroffene als auch für deren Angehörige oft sehr anstrengend und frustrierend ist, wenn eine Unterhaltung nur schwerlich möglich ist. Nicht selten führt die Frustration darüber zum Vermeidungsverhalten. Betroffene gehen nicht mehr unter Leute, ziehen sich zurück und vereinsamen. Studien belegen eindeutig, dass die Folgen davon Abbau geistiger Leistungskraft, Depressionen und frühere Sterblichkeit sind. Durch mangelnde Interaktion leiden Schwerhörige aber auch deutlich häufiger unter Demenz – einer gefürchteten Erkrankung im Alter. Aber: Für jede Schwerhörigkeit gibt es eine Versorgungsmöglichkeit!

In diesem Buch finden Sie Antworten auf viele Fragen rund um die Schwerhörigkeit. Dabei sind die rein medizinischen Fragestellungen aufgelockert durch interessante und spannende Fakten rund um den Schall und das Gehör. Wussten Sie zum Beispiel, was man unter einem absoluten Gehör versteht oder was das lauteste jemals gemessene Geräusch war?

Die medizinische, operative und apparative Entwicklung ist mittlerweile so weit vorangeschritten, dass wir HNO-Ärzte in der Lage sind, selbst komplett ertaubte Patienten oder taub geborene

Babys (wieder) hören zu lassen. Das ist eine großartige Entwicklung, um die uns viele andere Fachgebiete sehr beneiden.

Ich möchte Ihnen deshalb Mut machen, das »Problem Schwerhörigkeit« zu erkennen, sich Rat zu holen und den Möglichkeiten einer modernen Hörrehabilitation eine Chance zu geben. Oft sind es nämlich die Patienten selbst, die sich ihre Schwäche nicht eingestehen wollen und jegliche Versorgung ablehnen. Sie schaden dabei aber hauptsächlich sich selbst und bringen sich um Lebensqualität und Lebenszeit.

Nach dem Lesen dieses Buches werden Sie wissen, ob Sie vielleicht betroffen sind, welche Untersuchungen sinnvoll sind und welche Versorgungsmöglichkeiten Ihnen zur Verfügung stehen. Nutzen Sie Ihre Chance! Hören und Verstehen bedeuten nichts weniger als Lebensqualität und Lebensfreude bis ins hohe Alter.

Ich wünsche Ihnen eine spannende, aufschlussreiche und persönlich gewinnbringende Lektüre.

Privatdozent (PD) Dr. med. habil. Christian Mozet

# SCHWERHÖRIGKEIT: GRUNDLAGEN

1

**»Hören« ist körperliche Hochleistung.** Die Verarbeitung von Tönen über das Ohr, die Weiterleitung über unsere Hörbahn bis hin zum Gehirn, alles funktioniert rasend schnell und ist ein wichtiger Schutzreflex. Jeder kennt das reflexartige Zusammenzucken bei einem unerwarteten, lauten Geräusch. Dabei ist das Ohr leistungsfähiger als das Auge. Wir sind in der Lage, bis zu 7000 Töne zu unterscheiden und den eintreffenden Schall bis auf eine Abweichung von nur zwei Grad genau zu orten. Dabei bemerken wir Schalllaufunterschiede von Tausendstelsekunden. Doch hören allein reicht nicht aus, wir müssen Gehörtes auch verarbeiten und verstehen. Das ist eine komplizierte Aufgabe, die unser Gehirn übernimmt. Hören ist Grundlage jeglicher Sprachentwicklung, und nicht selten fallen schwerhörige Kinder erst durch eine Sprachentwicklungsverzögerung auf.

## 1 Wie können wir hören?

Schallquellen geben Töne in Form von Schallwellen ab, die auf das äußere Ohr treffen. Die Schallwellen werden durch die Form und Stellung der Ohrmuschel gebündelt und in den äußeren Gehörgang geleitet. Eine uneingeschränkte Fortleitung vorausgesetzt, trifft der Schall dann auf das Trommelfell, das in Schwingung versetzt wird. Dadurch werden die anhaftenden Gehörknöchelchen (Hammer, Amboss, Steigbügel) im Mittelohr bewegt, die durch ihre anatomische Anordnung sogar zu einer Schallverstärkung beitragen. Da die Gehörknöchelchen über winzige Gelenke miteinander verbunden sind, sprechen wir von einer »Gehörknöchelchenkette«. Das Trommelfell kann nur bei ausgeglichenen Druckverhältnissen optimal schwingen, was durch die Ohrtrompete sichergestellt wird. Die Ohrtrompete verbindet das Mittelohr mit dem Nasenrachen und sorgt für einen ständigen Druckausgleich im Mittelohr. Endeffekt dieser Kettenbewegung ist das Eintauchen der Steigbügelfußplatte im Bereich der ovalen Nische in das Innenohr. Das Innenohr selbst ist flüssigkeitsgefüllt und beherbergt die eigentlichen Hörsinneszellen (Haarzellen). Durch das Eintauchen der Steigbügelfußplatte in das Innenohr wird eine Flüssigkeitswelle ausgelöst, die die Haarzellen in Bewegung setzt. Die Haarzellen sind unsere eigentlichen Hörsinneszellen und sitzen gut geschützt mitten im Felsenbein, das unser Innenohr beherbergt. Die Haarzellen übersetzen den mechanischen in einen elektrischen Impuls, der über die Hörbahn bis zur Hörrinde in unserem Gehirn fortgeleitet wird. So entsteht ein Höreindruck.

## Was ist der Schall und wie breitet er sich aus?

Als Schall wird die Schwingung in Gasen, Flüssigkeiten und Festkörpern bezeichnet. Diese Schwingungsenergie überträgt sich auf benachbarte Teilchen (Moleküle), die ebenfalls zu schwingen beginnen und den Schall somit fortleiten. Die Fortleitung erfolgt in Form von sogenannten Schallwellen. Vergleichbar ist das mit den kleinen Wellen, die sich ausbreiten, wenn man einen Stein in das Wasser wirft. Die Frequenz des Schalls ist dabei die Schwingung pro Sekunde und wird in Hertz (Hz) gemessen. Hohe Frequenzen empfinden wir als helle Töne und niedrige Frequenzen als tiefe Töne. Schall kann sich in der Luft mit einer Geschwindigkeit von 330 m/s bzw. 1200 km/h ausbreiten. Das ist deutlich langsamer als Lichtgeschwindigkeit (ca. 300.000 km/s). Daraus kann man leicht die Entfernung der Gewitterfront berechnen (in Meter), wenn man die Zeit (in Sekunden) zwischen Blitz und Donner mit 330 multipliziert.

Natürlich breitet sich der Schall in Form von Schallwellen mit einer bestimmten Frequenz auch in Wasser und Festkörpern aus. Im Wasser ist die Schall-Ausbreitungsgeschwindigkeit deutlich höher als in der Luft. Delfine können sich über viele Kilometer im Wasser verständigen, und wir hören den Bohrer des Nachbarn durch die Wand auch über viele Etagen – das kennen wir. Moderne Hörsysteme nutzen sogar diese Eigenschaft der Schallübertragung über feste Materie. Knochenleitungshörgeräte funktionieren deshalb so gut, weil der Schall allein über den Schädelknochen das Innenohr erreicht, ohne dass er über den Gehörgang und das Mittelohr dorthin fortgeleitet werden muss.

### Warum wird Schall als laut oder leise empfunden?

Schallwellen sind schwingende Moleküle, die sich ausbreiten und irgendwann auf unser Trommelfell auftreffen. Sie üben also einen Druck auf das Trommelfell aus, das in Schwingung versetzt wird. Ist dieser Druck groß, empfinden wir es als laut oder sogar unangenehm schmerzhaft. Ist der Druck klein, ist es leise oder nicht hörbar. Wir Menschen hören nur in einem definierten Druck- und Frequenzbereich optimal, dafür ist unser Ohr ausgelegt. Der kleinste eben noch wahrnehmbare Druck auf unser Trommelfell wird als Hörschwelle bezeichnet. Es ist verständlich, dass zu hoher Druck unangenehm oder sogar gefährlich auf das Ohr wirken kann. Druckwellen, wie sie bei einem Sturz auf die Wasseroberfläche (Kopfsprung) oder bei der Explosion eines Feuerwerkskörpers am Ohr vorkommen, können zum Zerreißen des Trommelfells und zur Zerstörung der Gehörknöchelchenkette führen.

### Warum ähnelt der Aufbau des Innenohrs einer Klaviertastatur?

In unserer Hörschnecke sitzen die Haarzellen für die Erkennung der Töne unterschiedlicher Frequenz an unterschiedlichen Orten. Sie sind aber nicht zufällig verteilt, sondern folgen einer festen Anordnung, nämlich aufgereiht hintereinander wie die Tasten eines Klaviers. Die Haarzellen, die tiefe Töne erkennen, sitzen am Anfang der Hörschnecke. Haarzellen für hohe Töne sitzen in der Spitze. Diese Erkenntnis ist noch gar nicht so alt, war aber für die Entwicklung der Innenohrprothese (»Cochlea-Implantat«) enorm wichtig. Experten sprechen von der sogenannten Tonotopie, d. h., jede Frequenz wird an einem spezifischen Punkt in der Hörschnecke in ein elektrisches Signal umgewandelt und damit hörbar.

## Was genau macht unser Hörorgan aus?

Die zahlenmäßig überlegenen äußeren Haarzellen haben keine direkte Hörfunktion. Sie verstärken lediglich leise Töne bzw. dämpfen laute Töne, indem sie die Auslenkung der Wanderwelle beeinflussen. Die eigentlichen Hörsinneszellen sind die inneren Haarzellen, die durch die Auslenkung ihrer Sinneshärchen erregt werden und somit einen Stromimpuls erzeugen. Dieser wird über den Hörnerv bis zur Hörrinde fortgeleitet. »Hören« ist also die Übersetzung des Schalls als mechanischer Impuls in ein elektrisches Signal. Experten sprechen deshalb von einer »mechano-elektrischen Transduktion«. Das ist die wesentliche Aufgabe der inneren Haarzellen. Fällt diese Funktion aus, ist der Mensch taub.

## Welche Funktion hat die Eustachische Röhre (»Ohrtrompete«)?

Unser Trommelfell und die Gehörknöchelchen müssen den Schall in Form von Schwingung weiterleiten. Dabei kann das Trommelfell aber nur optimal schwingen, wenn im Gehörgang und im Mittelohr der gleiche (atmosphärische) Druck herrscht. Würde ein Unter- oder Überdruck im Mittelohr herrschen, kann das Trommelfell nicht frei schwingen, und wir hören zwangsläufig schlechter. Die Aufgabe des ständigen Druckausgleichs übernimmt die sogenannte Ohrtrompete (Eustachische Röhre). Sie verbindet das Mittelohr

# Anatomie des Ohrs

## Wie ist unser Ohr aufgebaut?

Man teilt das menschliche Ohr ein in das äußere Ohr mit der Ohrmuschel, dem knorpeligen und knöchernen Gehörgang und dem Trommelfell, in das Mittelohr und das Innenohr. Die Ohrmuschel hat überwiegend ästhetische Funktion, weniger funktionelle. Sie bündelt den Schall und führt ihn in den äußeren Gehörgang. Die normale Ohrmuschelanlage trägt so zum Richtungshören bei. Der Gehörgang hat einen äußeren, knorpeligen, und einen inneren, knöchernen Anteil. Er trägt Härchen und Drüsen, die Ohrschmalz produzieren. Der Ohrschmalz besteht aus Fett und abgestoßenen Hautschuppen des Gehörgangs. Er hat eine wichtige Schutzfunktion, da er einen sauren pH-Wert im äußeren Gehörgang aufrechterhält und gegen Bakterien und Pilze wirkt. Kaubewegungen und die kleinen Härchen transportieren den Ohrschmalz nach außen. Welche Farbe und Konsistenz der Ohrschmalz hat und welche Mengen produziert werden, ist individuell verschieden. Viele Menschen machen aber große Fehler bei der Reinigung der Gehörgänge (s. Tipp aus der Praxis, S. 19).

Der Gehörgang endet mit dem Trommelfell, der das äußere Ohr vom Mittelohr abgrenzt. Das Trommelfell ist eine überwiegend straffe Bindegewebsschicht, das gute Schwingungseigenschaften hat. In Normalfall schimmert das Trommelfell grau und ist intakt. Der Raum hinter dem Trommelfell ist das Mittelohr. Dieser Raum beherbergt die Gehörknöchelchenkette. Direkt an das Trommelfell grenzen der Hammer mit seinem Hammergriff von innen, dann der Amboss und als Letztes der Steigbügel. Der Steigbügel ist der kleinste Knochen des menschlichen Körpers. Die Gehörknöchelchen sind über winzige Gelenke miteinander verbunden und übertragen die Schwingung des Trommelfells. Im Mittelohr mündet auch die Eustachische Röhre, die für den Druckausgleich im Mittelohr verantwortlich ist. Der Volksmund nennt diese wichtige Verbindung zum Druckausgleich auch »Ohrtrompete«. Der Steigbügel taucht mit seiner Fußplatte in das Innenohr ein und überträgt so die Schwingungen in das flüssigkeitsgefüllte Innenohr. Im Innenohr selbst sitzen unser Gleichgewichtssinn und unser eigentliches Hörorgan (s. Frage 5).

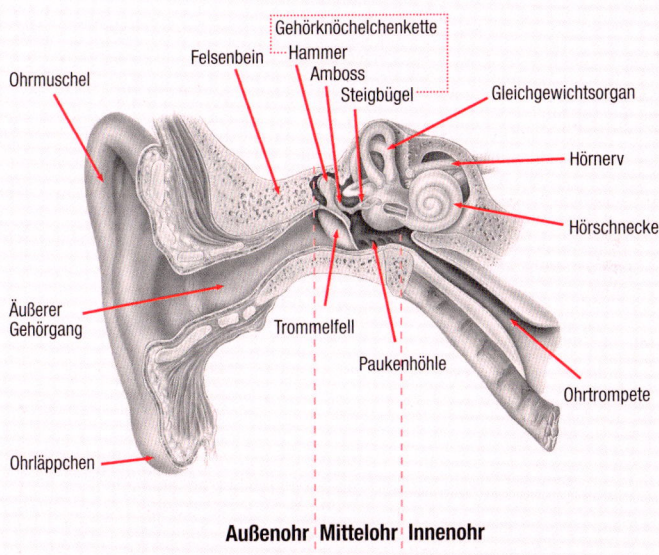

**Außenohr  Mittelohr  Innenohr**

Dargestellt sind Außenohr mit Ohrmuschel und Gehörgang, Mittelohr mit Gehörknöchelchenkette und Innenohr mit Hör- und Gleichgewichtsorgan.

## Was gehört zum Mittelohr?

Das Mittelohr liegt gut geschützt im Felsenbein und beherbergt die Gehörknöchelchenkette. Nach außen zum Gehörgang wird das Mittelohr durch das Trommelfell begrenzt. Unmittelbar mit dem Trommelfell verwachsen ist das erste Gehörknöchelchen – der Hammer mit seinem Hammergriff. Dann folgen Amboss und Steigbügel, die über winzige Gelenke miteinander verbunden sind. Der letzte Teil der Gehörknöchelchenkette ist die Steigbügelfußplatte, die durch die Bewegung stempelartig in der sogenannten ovalen Nische in das Innenohr eintaucht. So wird die Trommelfellschwingung übertragen. Da das Mittelohr durch seine anatomische Lage exponiert liegt, können sich schwere Entzündungen schnell Richtung Schädelbasis und Gehirn oder auch Innenohr ausbreiten. Solche Komplikationen der oft harmlos verlaufenden banalen Mittelohrentzündung müssen früh erkannt und behandelt werden.

## Was gehört zum Innenohr?

Das Innenohr sitzt gut geschützt im härtesten Knochen des menschlichen Körpers: dem Felsenbein. Zum Innenohr gehören unser Gleichgewichtsorgan und unser Hörorgan. Beide Organe liegen in unmittelbarer Nachbarschaft. Eine Reihe von Erkrankungen können sowohl das Hör- als auch das Gleichgewichtsorgan betreffen. Die Folgen davon sind Schwindelbeschwerden und Hörstörungen.

Das Innenohr beinhaltet das eigentliche Hörorgan, das auch als Hörschnecke (lat. Cochlea) bezeichnet wird. Es ähnelt in seinem Aufbau nämlich einem Schneckenhaus aus gewundenen Gängen. Darin sitzen auf winzigen Häutchen die Haarsinneszellen (innere und äußere Haarzellen). Die Hörsinneszellen werden als Haarzellen bezeichnet, da sie auf dem Kopf kleine Sineshärchen tragen. Dabei unterscheiden wir zwischen den zahlenmäßig häufiger vorkommenden äußeren Haarzellen (ca. 12.000) und den inneren

Haarzellen (ca. 4000). Durch das Eintauchen der Steigbügelfuß-platte (wie ein Kolben) in die Flüssigkeit des Innenohrs wird diese in Bewegung gesetzt, und eine sogenannte Wanderwelle läuft durch das Innenohr. Diese Flüssigkeitswelle versetzt die Haarzel-len in Schwingung, und ihre kleinen Sinneshärchen neigen sich. Das ist der adäquate Reiz, worauf die Haarzelle einen Stromstoß generiert und an den Hörnerv abgibt. Abhängig von der Frequenz (Tonhöhe) des eintreffenden Schalls entsteht der höchste Punkt der Wanderwelle an unterschiedlichen Orten. So werden unterschied-lich lokalisierte Haarzellen aktiviert. Folglich führen Haarzellschä-den auch zu spezifischen Frequenzverlusten.

mit dem Nasenrachen und lässt Luft zum Druckausgleich in das Mittelohr strömen. Bei jedem Gähnen oder Schlucken öffnet sich die Röhre ein wenig und sorgt für die Luftzirkulation bzw. den Druckausgleich. Besonders wichtig ist diese Funktion zum Ausgleich großer Druckunterschiede, wie sie beim Starten und Landen mit dem Flugzeug oder beim Tauchen vorkommen. Würde die Ohrtrompete die Druckunterschiede nicht schnell ausgleichen, könnte das sogar zu Schäden im Ohr führen.

## 7 Kann ich die Funktion der Eustachischen Röhre (wieder) verbessern?

Die Funktion der Ohrtrompete kann man aktiv unterstützen und üben. Dazu ist es besonders wichtig, die Nasenbelüftung aufrechtzuerhalten. Abschwellende Nasentropfen halten nicht nur die Nase bei einem Schnupfen frei, sondern können auch die Schleimhaut der Ohrtrompete normalisieren, wenn sie über den Nasenrachen ablaufen. Ein Zuhalten der Nase und der Versuch des aktiven Druckaufbaus führen zum Einströmen von Luft über die Ohrtrompete in das Mittelohr. Dieses Manöver (»Valsalva-Manöver«) ist

### Tipp aus der Praxis

**Belüftungstraining leicht gemacht!**

Halten Sie die Nase zu und schlucken Sie dabei. Das »Knacken« im Ohr ist ein sicheres Zeichen der erfolgreichen Ohrbelüftung. Die Steigerung ist ein Druckaufbau bei zugehaltener Nase (»Ausschnauben gegen Widerstand«). Experten nennen das »Valsalva-Manöver«. Kinder können die Belüftung spielerisch üben, indem sie versuchen, einen weichen Luftballon mit einer Nasenseite aufzupusten. Materialien dafür können verordnet werden (»Nasenballon mit Ansatzstück«).

## Tipp aus der Praxis

### Hände weg von Wattestäbchen!

HNO-Ärzte raten von der Benutzung von Wattestäbchen zur Reinigung der Gehörgänge ab. In der Regel schiebt man nämlich dabei den Ohrschmalz nach innen und verdichtet ihn. Zusätzlich können Verletzungen von Trommelfell und Gehörgang entstehen. Durch übermäßiges Reinigen verliert man die kleinen Härchen im Gehörgang, und die Selbstreinigungskraft verliert sich komplett. Durch kleinste Verletzungen können darüber hinaus sehr schmerzhafte Gehörgangsentzündungen hervorgerufen werden.

eine aktive Übung zur Verbesserung der Funktion der Ohrtrompete und zur Mittelohrbelüftung, zum Druckausgleich beim Starten und Landen und beim Tauchen. Da kleine Kinder diese komplexe Übung noch nicht beherrschen, kann der Belüftungseffekt durch das Aufpusten von Ballons mit der Nase spielerisch geübt werden.

## Wie wird Lautstärke gemessen?

Die Lautstärke wird in Dezibel (dB) gemessen. Das ist ein Hilfsmaß für den Schalldruck, mit dem die Schallwellen auf das Trommelfell auftreffen. Das Trommelfell ist für Schalldruck empfindlich. Druck ist immer eine Kraft pro Flächeneinheit und wird in Pascal gemessen (Pa). Schallwellen treffen auf das Trommelfell auf, verursachen einen Druck darauf und versetzen es so in Schwingung. Der kleinste eben noch wahrnehmbare Schalldruck (Hörschwelle) liegt bei der Frequenz von 1 kHz bei $2 \times 10^{-5}$ Pa. Das menschliche Ohr kann aber auch millionenfach stärkeren Druck wahrnehmen und als laut empfinden, weshalb zur Messung der Lautheit eine Hilfsmaßeinheit eingeführt wurde: Dezibel. Das ist der logarithmische Wert

# Wissenswertes über die Eustachische Röhre

Wir alle kennen das Phänomen des eingeschränkten Gehörs und des Druck- bzw. »Glockengefühls« auf den Ohren im Rahmen einer starken Erkältung mit Schnupfen. Woher kommt das?

Durch den Schupfen schwillt nicht nur die Schleimhaut in der Nase an (»Nase zu«) und die Belüftung der Nasennebenhöhlen verschlechtert sich (»Druck über den Nasennebenhöhlen«). Auch unsere von Schleimhaut ausgekleidete Ohrtrompete (Eustachische Röhre) schwillt zu und kann das Mittelohr nicht mehr belüften. Die Restluft im Mittelohr verschwindet (wird resorbiert), und es entwickelt sich ein Unterdruck. Das Trommelfell zieht sich nach innen und versteift sich. Es kann nicht mehr frei schwingen und so den Schall nicht mehr optimal übertragen (»Schwerhörigkeit«). Hält dieser Zustand lange an, bildet sich sogar Flüssigkeit im Mittelohr und kann zu dauerhafter Hörminderung führen (»Mittelohrerguss«). Dies ebnet oft den Weg für weitere Komplikationen wie zum Beispiel eine akute Mittelohrentzündung. In manchen Fällen muss der HNO-Arzt sogar durch einen Schnitt im Trommelfell die Flüssigkeit absaugen und so die Schwerhörigkeit beseitigen. In aller Regel normalisiert sich aber nach Ende des Schnupfens die Situation wieder von allein. Aber schon während des Schnupfens die Ohrtrompete zu unterstützen, ist sehr empfehlenswert. Menschen mit Allergien, Nasenatmungsbehinderungen aufgrund krummer Nasenscheidewände oder angeborenen Lippen-Kiefer-Gaumenspalten leiden oft unter chronischen Belüftungsstörungen. Auch kleine Kinder mit Polypen im Nasenrachen haben aufgrund der Verlegung der Ohrtrompete dauerhafte Ohrprobleme.

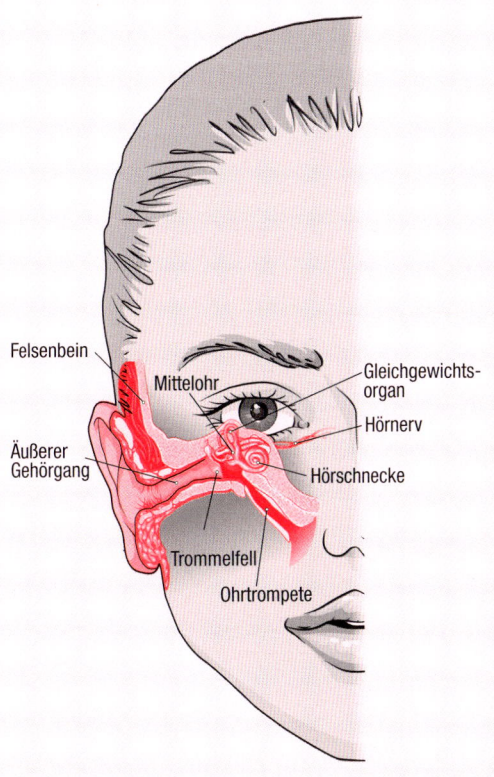

Felsenbein

Mittelohr

Gleichgewichts-
organ

Hörnerv

Äußerer
Gehörgang

Hörschnecke

Trommelfell

Ohrtrompete

Anatomische Lagebeziehung des Ohres mit Ohrmuschel, Gehörgang, Mittel- und Innenohr sowie der Eustachischen Röhre. Sie verbindet den Nasenrachen mit dem Mittelohr und sorgt für die notwendige Belüftung. Nur so kann die Gehörknöchelchenkette frei schwingen.

## Wissen aus der Praxis

### Kapazitäten des menschlichen Gehörs

Das menschliche Gehör ist nur für die Wahrnehmung eines bestimmten Frequenzbereichs ausgelegt. Wir nehmen tiefe Brummtöne ab 20 Hertz bis hin zu sehr hohen Piepstönen bis max. 20.000 Hertz wahr. Beispielsweise arbeiten Marderfallen im sehr hohen Frequenzbereich von über 10.000 Hertz, der von vielen Menschen schon nicht mehr wahrgenommen wird. Frequenzen unterhalb und oberhalb unseres Frequenzspektrums hören wir nämlich nicht. Deshalb wird zum Hörtest in der HNO-Praxis der Hörverlust auch nur im Frequenzbereich zwischen 125 Hz und 8000 Hz ermittelt. Der Hauptsprachbereich liegt zwischen 1000 Hz bis 4000 Hz – das ist für den Alltag relevant. Darüber hinaus ist natürlich die Lautheit entscheidend. Töne unterhalb einer Lautheitsgrenze werden nicht gehört, da der Schalldruckpegel nicht ausreicht, um unser Trommelfell in Schwingung zu versetzen. Zu laute Töne, größer als 120 dB, werden sogar als schmerzhaft empfunden und können unser Ohr schädigen. Hier kommen ohrspezifische Schutzreflexe ins Spiel (s. Stapediusreflex, s. Wissen aus der Praxis, S. 36). Bei entspannter Unterhaltung liegt die Lautheit der Umgangssprache bei etwa 65 dB. Bei dieser Lautheit werden deshalb auch sprachaudiometrische Tests durchgeführt und beispielsweise der Nutzen von Hörgeräten überprüft.

des Schalldrucks. Das menschliche Ohr hört zwischen 0 dB (Hörschwelle) bis ca. 120 dB (Schmerzschwelle).

Mit der Verdopplung des Abstands zur Schallquelle halbiert sich der Schalldruck, was wir jeweils als 6 dB leiser empfinden. Ergo: Der Abstand zur Schallquelle ist ein wirksamer Schutz vor Lärmbelastung. Für Hörgeräteträger dagegen ist der Abstand zur Schallquelle ein echtes Problem. Hörgeräte sind in der Regel auf das Nahfeld ausgelegt. Soll Gesprochenes über größere Entfernung gehört werden und sollen dabei optimalerweise noch unbedeutende (Stör-)Geräusche herausgefiltert werden, dann sind eventuell zusätzliche Hilfsmittel wie Drahtlos-Übertragungsanlagen nötig (s. Kapitel Hörsystemversorgung, ab S. 91).

## Wann spricht man überhaupt von Schwerhörigkeit?

Die Weltgesundheitsorganisation (WHO) definiert fünf verschiedene Schweregrade einer Schwerhörigkeit (normal-leichtgradig-mittelgradig-hochgradig-Taubheit). Dabei wird der Hörverlust in Dezibel (dB) als Verlust von der Normkurve eines Normalhörenden (0 dB Verlust) angegeben. Die folgende Tabelle bietet eine Übersicht über die Einschränkungen der verschiedenen Schwerhörigkeitsklassen und die entsprechenden Empfehlungen zum Ausgleich (s. Tabelle auf S. 24).

## Was muss passieren, damit man Gehörtes auch versteht?

Der Prozess des Hörens ist sehr vielschichtig. Lange nicht alles, was man hört, wird auch verstanden. »Hast du gehört?« fragt nicht danach, ob der Sinn des Gesagten auch verstanden wurde. Es ist durchaus möglich, Töne und Worte zu hören, den Sinn oder die Aussage aber nicht zu erfassen. Man spricht deshalb von einem »peripheren Hören«, wenn wir die reine Fähigkeit meinen, Töne wahrzunehmen. »Verstehen« ist die adäquate Verarbeitung des Gehörten. (Zu)Hören – Verarbeiten – Verstehen. Vereinfacht, aber anschaulich wird dieser Zusammenhang beim Hören einer unbekannten Fremdsprache: Wir hören zwar, aber verstehen nicht(s). Verstehen setzt gewisse geistige Fähigkeiten voraus (Kognition) und kann sogar isoliert gestört sein. Zu diesen kognitiven Leistun-

| Grad der Schwerhörigkeit | Mittlerer Hörverlust | Klinische Auffälligkeiten | Empfehlungen |
|---|---|---|---|
| 1 normal | 0 dB – 25 dB | Nur leichte Probleme, kann Flüstersprache hören | Beratung, Kontrolle, bei Übertragungsschwerhörigkeit ggf. Operation |
| 2 leichtgradig | 26 dB – 40 dB | Normale Sprache wird 1 m vor dem Ohr gehört | Beratung, ggf. Hörgeräteversorgung, wenn möglich Operation |
| 3 mittelgradig | 41 dB – 60 dB | Lautes Sprechen wird 1 m vor dem Ohr gehört | Beratung, Hörgeräteversorgung empfohlen, wenn möglich Operation |
| 4 hochgradig | 61 dB – 80 dB | Nur einzelne Worte werden bei sehr lautem Sprechen verstanden | Hörgeräte nötig, falls nicht möglich, auch Hörsysteme operativ einsetzen, Lippenlesen trainieren |
| 5 taub | 81 db oder mehr | Kein Sprachverstehen mehr möglich | Hörgerät, eher Cochlea-Implantat oder Hirnstammimplantat einsetzen, Lippenlesen trainieren, Zeichensprache erlernen |

gen gehören u. a. das Gedächtnis, die Aufmerksamkeit, die Verarbeitungsgeschwindigkeit.

Hören ist eine enorme kognitive Anstrengung! Das erfährt man leidvoll als Schwerhöriger, wenn man versucht, undeutlich Gesprochenem zu folgen. Zwischen dem Innenohr und der Hörrinde im Schläfenlappen des Gehirns ist der Weg weit, und die Weiterleitung des akustischen Signals als ein elektrischer Impuls ist hochkomplex. Hier sind viele Störungen auch im Bereich der (zentralen) Weiterleitung und Verarbeitung denkbar. Neue Krankheitsbilder wie die auditive Wahrnehmungs- und Verarbeitungsstörung (AVWS) adressieren genau dieses Problem. Schon J. W. Goethe meinte zu diesem Thema: »Es hört doch jeder nur, was er versteht.«

## Wie wird Schwerhörigkeit gemessen?

Orientierend (nichtapparativ) kann man mittels Prüfung der sogenannten Flüster- und Umgangssprache einen ersten Eindruck über das Hörvermögen eines Patienten gewinnen. Dabei hören Hörgesunde Flüstersprache bis zu fünf Meter Abstand vom Ohr. Schwerhörigkeit kann man mit Ton- und Sprachtests aber auch objektiv nachweisen. Der Hörverlust wird in Dezibel in verschiedenen Messfrequenzen im Vergleich zur Normalkurve eines Hörgesunden gemessen. Das Resultat dieser Tonschwellenaudiometrie ist also eine Dezibelangabe (z. B. 30 dB Hörverlust bei 2 kHz). Die Schwerhörigkeit im Sprachverstehen wird als Prozentangabe der richtig verstandenen einsilbigen Worte bei verschiedenen Lautstärken ermittelt. Normalerweise hört man bei 65 dB Umgangssprache 100 % der angebotenen einsilbigen Worte (nach Lehnhardt & Laszig, 2009, 9. Aufl.).

## 12. Welche Folgen hat unbehandelte Schwerhörigkeit?

Heutzutage ist unbestritten, dass Schwerhörigkeit sehr nachteilige Folgen für Körper, Geist und Gemüt hat. Schwerhörige Menschen vermeiden den geselligen Austausch mit anderen aus Scham und Verzweiflung. Sie möchten sich nicht der Höranstrengung aussetzen und wissen, dass sie gerade bei Störgeräuschen (z. B. im Café oder im Restaurant) häufig nicht mehr in der Lage sind, Gesprächen zu folgen. Das führt zu Rückzug, Vermeidungsverhalten, sozialer Isolation und zu Depression. Es liegen eindeutige Studien darüber vor, dass Schwerhörige häufiger depressiv sind und früher sterben als Normalhörende (Rutherford et al., 2018).

## 13. Kann man Schwerhörigkeit »heilen«?

Natürlich kann man die Ursachen von Schwerhörigkeit häufig beseitigen. In vielen Fällen wird sich dann auch die Schwerhörigkeit wieder bessern, und im Idealfall hört man wieder völlig normal. Beispielsweise können Medikamente (wie manche Antibiotika oder Chemotherapeutika) das Ohr schädigen. Nach dem Absetzen können diese Schädigungen reversibel sein.

Je nach Ursache der Hörstörung ist aber auch eine irreversible (also bleibende) Hörschädigung denkbar. Moderne Forschungsarbeiten beschäftigen sich sogar mit der Heilung von erblich bedingten Hörstörungen – d. h., es gibt Therapieansätze im Bereich der Gentherapie bei angeborener Schwerhörigkeit oder Taubheit. Auch wenn diese Forschung noch in den Kinderschuhen steckt, so sind die HNO-Ärzte schon jetzt in der Lage, angeborene oder erworbene Taubheit durch den operativen Einsatz einer »Innenohrprothese« zu therapieren. Diese sogenannten Cochlea-Implantate sind mittlerweile Standard in der Versorgung von Patienten mit dauerhaftem Innenohrausfall – es muss also (fast) keiner taub bleiben (s. Exkurs S. 112/113).

## 14 Bin ich als Schwerhöriger allein oder gibt es viele Betroffene?

Schwerhörigkeit kann mit Fug und Recht als Volkskrankheit bezeichnet werden – Sie sind also keineswegs allein! Weltweit gelten über 460.000.000 Menschen als schwerhörig, 10 % davon sind Kinder. Allein in Deutschland gibt es ca. 15.000.000 schwerhörige Menschen (ca. 18 %), 240.000 davon sind an Taubheit grenzend betroffen. Viele Menschen gehen aber gar nicht zum Arzt oder lassen sich testen – deshalb wird die »Dunkelziffer« an Schwerhörigen sogar noch deutlich höher liegen. In Deutschland verwenden etwa 2.500.000 Menschen ein Hörgerät. Von den etwa 6 – 7 Millionen mittel- bis hochgradig schwerhörigen Menschen sind rein rechnerisch weniger als 40 % mit Hörgeräten versorgt.

## 15 Fördert Schwerhörigkeit den Abbau geistiger Leistungsfähigkeiten?

Viele Studien untersuchten den Zusammenhang von Schwerhörigkeit und geistiger Leistungsfähigkeit (Amieva & al., 2018). Dabei wird deutlich, dass Schwerhörigkeit definitiv als »Risikofaktor« für geistigen Abbau gilt. Zum einen wird durch den Hörverlust das Hörsystem nicht mehr ausreichend genutzt und verkümmert in der Folge, zum anderen führt die enorme Höranstrengung auch zu einer kognitiven Überlastung mit negativen Folgen. Beide Umstände führen zu messbaren Einschränkungen der geistigen Leistungsfähigkeit. Deshalb gilt: Gut hören schützt vor geistigem Leistungsabbau im Alter!

## 16 Kann Schwerhörigkeit auch Demenz fördern?

Demenzerkrankungen sind gefürchtet und deren Entwicklung und Risikofaktoren bis heute noch nicht vollständig geklärt. Viele Studien beschäftigen sich deshalb mit dieser Erkrankung und belegen, dass nicht nur mangelnde Bildung im Kindesalter, sondern eben auch Hörstörungen im mittleren Lebensalter Demenzerkrankungen fördern. In der Studie von Livingston (Livingston, 2020) war die Hörstörung vor Alkoholkonsum und Fettleibigkeit sogar stärkster Faktor für die Demenzentwicklung im Alter.

## 17 Wird Schwerhörigkeit selbst leicht bemerkt und zugegeben?

Erwartungsgemäß fehlt häufig die Einsicht der eigenen Schwerhörigkeit. Es liegt in der Natur des Menschen, eigene Schwächen nicht gerne zuzugeben und die »Schuld« auf andere zu schieben. Jeder kennt die Ausreden von Schwerhörigen: »Die sprechen so leise und undeutlich.« In Befragungen gaben 48 % der Menschen > 55 Jahren an, völlig uneingeschränkt zu hören. Hörtestungen in dieser Altersgruppe haben aber völlig andere Ergebnisse erbracht. In der Altersgruppe von Menschen > 60 Jahren hören nur noch 15 % der untersuchten normal (www.fgh-info.de). Schwerhörigkeit gilt vielerorts noch als Tabuthema und wird geleugnet. Das sollte nicht sein und schädigt vor allem den Schwerhörigen selbst.

## 18 Gibt es regionale Unterschiede in Bezug auf Schwerhörigkeit?

Wenn wir davon ausgehen, dass eine Dauerbelastung mit Lärm über einer gewissen Grenzschwelle zu Schwerhörigkeit führt, ist anzunehmen, dass Schwerhörigkeit in Großstädten häufiger vorkommt als auf dem Land. Im weltweiten Städtevergleich ist in Zürich die Lärmbelastung am geringsten, im chinesischen Guangzhou am höchsten. Am Alter gemessen verzeichnen Wiener den geringsten Hörverlust, während die Bewohner Delhis insgesamt den größ-

## Wissen aus der Praxis

**Haben Menschen der Industrienationen ein höheres Risiko für eine Schwerhörigkeit?**

Es existieren interessante Studien über die Entwicklung des Hörvermögens im Verlauf des Lebens von Menschen in Industrienationen im Vergleich zu Urvölkern wie den Aborigines oder den Mabaan (Bevölkerungsstamm im Südsudan). Hier konnte gezeigt werden, dass die Altersschwerhörigkeit in den Urvölkern weit weniger ausgeprägt ist. Menschen hohen Alters hören hier immer noch deutlich besser als in der Vergleichsgruppe in den Industrienationen. Diese Ergebnisse lassen vermuten, dass Altersschwerhörigkeit doch erheblich auch durch schädigende Umwelteinflüsse wie Lärm, Luftverschmutzung oder schlechte Ernährungsgewohnheiten gefördert wird. Vielleicht ist Schwerhörigkeit im Alter doch nicht »unabdingbar«?

ten Hörverlust aufweisen. In Bezug auf ihre Hörleistung sind sie durchschnittlich fast 20 Jahre vorgealtert. Auch in deutschen Bundesländern und Städten gibt es regionale Unterschiede – diese sind allerdings nicht so ausgeprägt. Wir gehen heute davon aus, dass sowohl chronische Lärmbelastung, Umwelteinflüsse (Schadstoffe und Medikamente), aber auch erbliche Faktoren die Entwicklung von Schwerhörigkeit fördern.

## Sind nur alte Menschen von einer Schwerhörigkeit betroffen?

Zwar ist es richtig, dass die Mehrzahl der schwerhörigen Menschen bereits fortgeschrittenen Alters ist. Die Altersschwerhörigkeit ist damit die häufigste Form der Hörstörung. Allerdings nimmt auch der Anteil der jüngeren Schwerhörigen kontinuierlich zu. Vermutlich hängt dies mit der Lärmbelastung der Kinder und Jugendlichen (»Kopfhörergeneration«) zusammen. In jährlichen Reihenuntersuchungen innerhalb der Normalbevölkerung im Auftrag der Krankenkassen liegt der Anteil der Normalhörigen in der Altersklasse < 20 Jahre nur bei 89 %, zwischen 22 und 40 Jahren nur noch bei ca. 73 %, d. h., 27 % dieser Altersgruppe sind bereits mindestens leichtgradig schwerhörig. Zwischen dem 40. und 60. Lebensjahr sind nur noch 59 % der Menschen normalhörig, > 60 Jahre nur noch 15 %.

## Kann Schwerhörigkeit angeboren sein oder vererbt werden?

Allein in Deutschland werden jährlich ca. 600 Kinder taub geboren. Dabei unterscheiden wir zwischen einer einseitigen und einer beidseitigen angeborenen Taubheit. Nach statistischen Angaben liegt die Wahrscheinlichkeit einer einseitigen angeborenen Taubheit bei 1–2 von 1000 Neugeborenen, die Wahrscheinlichkeit einer beidseitigen angeborenen Taubheit bei 1–3 von 100.000 Neugeborenen. Angeborene Taubheiten können im Rahmen von generellen Fehlbildungen auch von anderen Organen auftreten (sogenannte Syndrom-Erkrankungen wie »Downsyndrom«) oder sich als isolierte angeborene Taubheit äußern. Die Ursachen dafür können in den Genen liegen und sind damit erblich, können aber auch während der Schwangerschaft erworben sein. Von einer Reihe von Infektionskrankheiten (wie z. B. Röteln), von Medikamenten (manche Antibiotika) oder Drogen (z. B. Nikotin, Alkohol) weiß man, dass sie während der Schwangerschaft zur Taubheit des Ungeborenen führen können.

## 21 Wird die Altersschwerhörigkeit auch in Zukunft ein Thema bleiben?

Die Altersschwerhörigkeit (lateinisch: Presbyakusis) ist die häufigste erworbene Innenohrerkrankung. Es ist zwar noch nicht vollständig geklärt, welche Umstände genau zu dieser Erkrankung führen, aber wahrscheinlich ist es wie bei vielen Krankheiten eine Mischung aus Veranlagung (genetisch = erblich bedingt) und der Summe schädlicher Umwelteinflüsse im Laufe des Lebens. Dass Zellen altern und auch unsere Haarzellen im Innenohr gewissen Alterungsprozessen unterliegen, kommt dabei erschwerend hinzu. Aktuell gibt es keine Strategien, das Phänomen Altersschwerhörigkeit effektiv zu vermeiden. Zwar haben sich Arbeitsschutzmaßnahmen zu Lärmreduktion sicher verbessert, Umweltbelastungen und andere Faktoren dagegen eher verschlechtert. Wenn man sich die Entwicklung der Weltbevölkerung ansieht, muss man davon ausgehen, dass im Jahr 2050 über 20 % der Weltbevölkerung (ca. zwei Milliarden Menschen) über 60 Jahre alt sein werden. 2012 waren das nur 11 %. Zwangsläufig wird die Zahl der Altersschwerhörigen ebenfalls enorm steigen.

## 22 Wie hören Menschen im Vergleich zu Tieren?

Durch die Evolution haben sich Tiere und Menschen sehr unterschiedlich entwickelt. In der Tierwelt geht es in der Weiterentwicklung der Sinne häufig um die Vermehrung der Art (Partnersuche, Schutz vor Feinden). So hören einige Froscharten nur selektiv die Frequenzen ihrer Artgenossen und ihrer Fressfeinde. Man spricht von selektivem Gehör – das reicht ihnen für die Arterhaltung. Hunde hören in einem viel breiteren Frequenzspektrum als wir Menschen (bis 50 kHz), Grillen sogar bis fast 100 kHz, Delfine bis 400 kHz. Unsere Welt wäre voller vieler weiterer Geräusche, wenn unsere Ohren auch diese Frequenzspektren wahrnehmen könnten. Fledermäuse nutzen die Schallwellen bekanntlich nicht zur Kommunikation, sondern zur Ortung und Orientierung. Ausgesendete Schallwellen reflektieren in der Umgebung und werden wieder registriert. Daraus zieht die Fledermaus Rückschlüsse auf Entfernungen und Hindernisse und orientiert sich »blind«. Wir kennen das Prinzip des Echolots aus der Schifffahrt. Dabei wird ein Schall vom Schiff auf den Meeresgrund geschickt, dort reflektiert und wieder aufgezeichnet. Aus der Laufzeit des Schalls wird die Seetiefe berechnet.

## Wie laut sind die verschiedenen Alltagsgeräusche?

Das menschliche Ohr nimmt den gerade noch eben hörbaren Ton per Definition bei 0 dB wahr. Das ist unsere Hörschwelle und entspricht dem minimal wahrnehmbaren Schalldruck von $2 \times 10^{-5}$ Pa (Pascal). Das Ticken einer leisen Uhr liegt bei etwa 20 dB, das Flüstern bei ca. 30 dB. Wir unterhalten uns im Alltag mit einer Gesprächslautstärke von ca. 65 dB. In dieser Lautstärke werden auch die Sprachverständlichkeitstests durchgeführt, da sie die Alltagssituation am besten wiedergeben. Eine berufliche Dauerbelastung von > 85 dB ist gehörschädigend und bedarf bestimmter Schutzmaßnahmen. Liegt der Verdacht auf eine berufsbedingte Lärmschwerhörigkeit vor, so wird genau überprüft, ob diese Grenzwerte am Arbeitsplatz dauerhaft erreicht wurden. Ein Rasenmäher arbeitet bereits bei ca. 90 dB Lautstärke, und ab 120 dB empfinden wir Geräusche nicht nur als laut, sondern sogar als schmerzhaft (Schmerzschwelle). Da der Druck oberhalb dieser Lautstärken so groß ist, kann Lärm zu akuter Schädigung führen. Zwar verfügen wir auch über Lärmschutzreflexe, die das Innenohr vor zu großer Schalldruckeinwirkung schützen (der sogenannte Stapediusreflex, s. Wissen aus der Praxis, S. 36), sind aber Dauer der Einwirkung oder die Intensität überschritten, können schwere Schäden für den Körper und das Gehör resultieren.

## Was war das lauteste je gemessene Geräusch?

Angeblich soll der Ausbruch eines gigantischen Vulkans auf der indonesischen Insel Krakatau 1883 noch von der über 3600 km entfernten australischen Landbevölkerung zu hören gewesen sein. Der Knall der Explosion soll in über 160 km Entfernung noch ca. 180 dB betragen haben – das entspricht etwa dem Explodieren eines Feuerwerkskörpers nahe am Ohr und führt in der Regel unweigerlich zu einem Explosionstrauma mit Zerreißen des Trommelfells und einer bleibenden Hörschädigung.

### Wissen aus der Praxis

Lärm löst Stress aus und aktiviert unbewusst unser autonomes Nervensystem. Es kommt zur Ausschüttung von Stresshormonen wie Adrenalin und Cortisol – Folgen sind Schlafstörungen, Bluthochdruck und Diabetes mit steigendem Risiko für das Erleiden eines Herzinfarkts oder eines Schlaganfalls. Die WHO schätzt die verloren gegangenen gesunden Lebensjahre durch Lärmbelastung in Westeuropa auf eine Million.

## Kann Dauerlärm meine Gesundheit gefährden?

Lärm gilt als Gesundheitsrisiko, und Lärmschwerhörigkeit ist eine anerkannte Berufskrankheit, wenn die Exposition nachgewiesen werden kann. Wer sich beruflich täglich über acht Stunden Lärm > 85 dB Lautstärke aussetzt, muss Gehörschutz tragen, da er sonst eine Lärmschwerhörigkeit erleiden wird. Nicht umsonst finden heute entsprechende Messungen der Lärmbelastung am Arbeitsplatz statt, der Arbeitsschutz berät über Schutzmaßnahmen. Im privaten Umfeld gilt Dauerlärm von > 55 dB tagsüber und > 45 dB nachts als gesundheitsschädlich. In Deutschland sind nach aktueller Studienlage ca. 8,7 Mio. Menschen durch Straßenlärm, 6,4 Mio.

Menschen durch Schienenverkehr und 0,8 Mio. durch Fluglärm > 55 dB dauerhaft durch Lärm belastet. Aktuelle Studien belegen: Das Schlaganfallrisiko erhöht sich mit steigendem Fluglärmpegel um 1,3 % je 10 dB Lärmpegel (Deutsches Ärzteblatt, 2019).

## 26 Kann Lärm tödlich wirken?

Großer Lärm bedeutet eine enorme Druckauswirkung auf das Trommelfell und den ganzen Körper. Unser Trommelfell ist für Schalldruck empfindlich und wird dadurch in Vibration versetzt. Jeder kennt das Gefühl der einwirkenden Druckwellen auf den Körper, wenn man beispielsweise nahe einer Box mit lauter Musik steht. Enormer Lärm kann psychisch so belastend sein, dass man Menschen dadurch in den Wahnsinn treibt. Das Mittelalter kannte die Lärmfolter – dabei wurden Opfer an läutende Glocken festgeschnallt, um sie psychisch zu foltern. Sehr hohe Schallpegel ab etwa 200 Dezibel führen in der Regel unmittelbar zum Tod. Todesursache ist dabei nicht die Zerstörung des Hörapparates, sondern das Platzen der Lungenbläschen durch den Druck des Schalls. Es kommt also zu einer direkten Gewebezerstörung durch die Druckwellen des Schalls, die tödlich wirken können.

## 27 Was versteht man unter einem »absoluten Gehör«?

Der Begriff des absoluten Gehörs stammt aus der Welt der Musik. Es beschreibt die Fähigkeit, einen beliebigen Tonwert ohne Bezugston (etwa von einer Stimmgabel) bestimmen zu können. Menschen mit einem absoluten Gehör sind dabei in der Lage, bis zu 10.000 verschiedene Töne klar zu unterscheiden.

Angeblich sollen Genies wie Wolfgang Amadeus Mozart und Ludwig van Beethoven dieses außergewöhnliche Talent besessen haben. Das absolute Gehör ist trainierbar und unter Mandarin-

Muttersprachlern häufiger verbreitet. Mandarin ist eine chinesische Lautsprache, in der gleich geschriebene Worte allein durch ihre unterschiedliche Silbenbetonung völlig unterschiedliche Bedeutungen haben. Das setzt verständlicherweise ein gut geschultes Gehör voraus.

## Stürzen Menschen mit Hörstörungen häufiger?

Tatsächlich konnte in Studien nachgewiesen werden, dass Patienten mit Hörstörungen auffällig häufiger stürzen und sich Knochenbrüche zuziehen. Es wurde ermittelt, dass ab einem Hörverlust von 25 dB im Tonaudiogramm bzw. ab einer 10%igen Hörverschlechterung das Sturzrisiko um das 1,4-Fache steigt. Erklärungen dafür sind schwierig, vielleicht spielt die generelle Kognition oder die akustisch-räumliche Orientierungsfähigkeit eine Rolle. Der Autor dieser Studie vermutet, dass Menschen mit unbehandeltem Hörverlust auch Gleichgewichtsprobleme haben. Darüber hinaus erhöht ein Hörverlust die kognitive Belastung für den Einzelnen. Der Betroffene muss viel mehr »arbeiten«, um korrekt zu hören und sich auf das Hören zu konzentrieren. Das kann dazu führen, dass die Konzentration für andere Aufgaben (Gleichgewicht) fehlt (Lin & Ferrucci, 2012).

## Hat das Ohr Schutzmechanismen gegen Lärmeinwirkung?

Leider kann der Mensch die Ohren nicht aktiv verschließen, um sich vor Lärmeinwirkung zu schützen. Das Ohr verfügt dennoch über Schutzmechanismen gegen große Lärmeinwirkung. Wirkt lauter Schall lange auf unser Ohr ein, dann verschiebt sich unsere Hörschwelle. Die Experten sprechen von einer »abwandernden Hörschwelle«. Hören wir über Stunden laute Musik (z. B. bei einem

## Wissen aus der Praxis

### Der Schutzreflex im Ohr (»Stapediusreflex«)

Das Ohr verfügt aber auch über einen echten Schutzreflex gegenüber lauter Schalleinwirkung. Ab einer Lautstärke von 80–90 dB kommt es zu einer Muskelkontraktion des Musculus stapedius – einem winzigen Muskel an unserem letzten Gehörknöchelchen. Die Muskelanspannung versteift das Gehörknöchelchen (genauer den Steigbügel), der dann nicht mehr stempelartig in das Innenohr eintauchen kann. Der »Kolben« ist praktisch fixiert. Der Schall wird somit nicht mehr auf das Innenohr übertragen und schützt unsere Haarzellen im Innenohr vor einer Schädigung. Experten sprechen von dem sogenannten Stapediusreflex.

Tatsächlich hört der Mensch deutlich schneller, als er sieht. Hören ist Teil vieler Schutzreflexe und verläuft bis zu tausendfach schneller als die fotoelektrische Transduktion auf der Netzhaut, die wir für die Sehwahrnehmung benötigen. Alle kennen die Reaktion des Zusammenzuckens bei einem lauten Geräusch, noch weit bevor wir etwas sehen oder darüber nachdenken können.

Diskobesuch), dann erschöpfen sich die Stoffwechselvorgänge in den Haarzellen im Innenohr, und wir hören nicht mehr so gut. Dieses Phänomen ist reversibel, d. h., nach einer gewissen Ruhephase wird sich unser Gehör wieder erholen. Oft führt diese Überlastung des Ohrs mit Lärm über eine längere Zeit auch zu einem Wattegefühl und Ohrensausen. Wer sich aber häufig einer Lärmbelastung aussetzt, geht das Risiko einer dauerhaften Lärmschädigung ein.

# SCHWERHÖRIGKEIT: URSACHEN

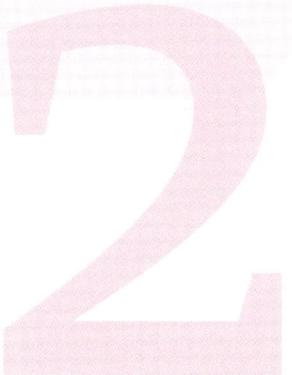

**Hören ist für den Menschen essenziell.** Hörverlust führt unweigerlich zu enormen sozialen und gesellschaftlichen Einschränkungen und birgt auch Gefahren für die Entwicklung weitreichenderer gesundheitlicher Einschränkungen und Krankheiten weit über die eigentliche Hör-Sinnesfunktion hinaus. Um das Gehör zu schützen und seine Funktion möglichst auch bis ins hohe Alter zu erhalten, sollten Patienten wie Ärzte gute Kenntnisse über alle möglichen Ursachen von Hörstörungen haben. Nur so kann Fehlentwicklungen vorgebeugt oder können diese früh behandelt werden, um dauerhafte Schäden zu vermeiden.

## 30 Welche Ursachen können zu Schwerhörigkeit führen?

Hören setzt sowohl eine uneingeschränkte Schallweiterleitung im Gehörgang und im Mittelohr als auch eine funktionierende Schallempfindung im Innenohr voraus. Alle möglichen Ursachen, die den Schalltransport auf ihrem Weg zum Innenohr stören, führen unweigerlich zu Schwerhörigkeit, genauer gesagt zu einer **Schallleitungsschwerhörigkeit**.

Im Innenohr wird der Schall registriert (empfunden) und ab dort als Stromimpuls bis zur Hörrinde geleitet. Alle krankhaften Ereignisse, die diese Empfindung des Schallsignals stören, führen zur sogenannten **Schallempfindungsschwerhörigkeit**. Die häufigste Form der Schallempfindungsschwerhörigkeit ist die Innenohrschwerhörigkeit – also ein Schaden direkt an den Haarzellen. Deshalb wird die Schallempfindungsschwerhörigkeit oft synonym mit dem Begriff Innenohrschwerhörigkeit verwendet. Es gibt in seltenen Fällen aber auch andere Ursachen der Schallempfindungsschwerhörigkeit, die im Bereich des Hörnervs, der Hörbahn oder der Hörrinde zu suchen sind. Besteht so ein Verdacht, wird häufig eine Magnetresonanztomografie (MRT) des Schädels durchgeführt (Schulze & Zahnert, 2014).

## 31 Was ist eine Schallleitungsstörung oder Schallempfindungsstörung?

Der Aufbau des menschlichen Ohrs gibt die Antwort auf diese Frage. Der Schall wird über das äußere Ohr und das Mittelohr in Richtung Innenohr fortgeleitet. Das ist ein mechanischer Prozess, der eine uneingeschränkte Fortleitung der Schwingung voraussetzt. Jegliche Störung in diesen anatomischen Regionen führt zu einer Schallleitungsstörung. Diese kann zum Beispiel durch Ohrschmalzpfröpfe, Mittelohrentzündungen oder Gehörknöchelchenschäden bedingt sein.

Im Innenohr nehmen die Haarzellen die Schwingungen wahr und erzeugen einen Stromstoß, der über den Hörnerv in das Gehirn fortgeleitet wird. Störungen im Innenohr oder im Bereich des Hörnervs führen zu Schallempfindungsschwerhörigkeiten, obwohl der Stromstoß vielleicht uneingeschränkt bis zur Haarzelle geleitet wurde, siehe Abbildung auf S. 15.

## 32 Was ist mit einer kombinierten Schwerhörigkeit gemeint?

Liegen sowohl eine Störung des Schalltransports als auch eine Störung der Schallempfindung vor, sprechen wir von einer **kombinierten Schwerhörigkeit**. Für das optimale Hören sind sowohl der uneingeschränkte Schalltransport bis hin zum Innenohr, die »Übersetzung« des mechanischen Impulses in ein elektrisches Signal sowie die reibungslose Weiterleitung des Stromsignals bis hin zur Hörrinde notwendig. Kommt es in diesem komplizierten Ablauf zu Störungen in verschiedenen Abschnitten des Schalltransports und der Schallempfindung, liegt eine kombinierte Schwerhörigkeit vor. Diese zeichnet sich auch durch eine spezifische Hörkurve im Hörtest aus.

Alle denkbaren Ursachen von Hörstörungen lassen sich so entsprechend einteilen:

| Schwerhörigkeit im Gehörgang und/oder Mittelohr | Schwerhörigkeit im Innenohr |
|---|---|
| Schallleitungsschwerhörigkeit | Schallempfindungsschwerhörigkeit |
| Fehlanlage von Ohr/Gehörgang/Mittelohr (angeboren) | Hörsturz, Menièr'sche Erkrankung (Morbus Menière) |
| Ohrschmalzpfropf/Fremdkörper im Gehörgang | Schädliche Medikamente |
| Gehörgangsentzündung mit Schwellung | Akuter/chronischer Lärm |
| Loch im Trommelfell | Alter |
| Akute/chronische Mittelohrentzündung | Unfälle/Traumata |
| Verletzungen/Zerstörung der Gehörknöchelchenkette | Entzündungen und Vergiftungen |
| Belüftungsstörung/Flüssigkeit im Mittelohr | |

## 33 Wie unterscheide ich als Patient eine Schallleitungs- und eine Schallempfindungsschwerhörigkeit?

In der Regel kann der Patient nicht zwischen einer Schallleitungs- und einer Schallempfindungsschwerhörigkeit unterscheiden bzw. den Unterschied selbst fühlen. Das Resultat beider Arten von Hörstörungen ist das gleiche: die Hörminderung. Das ist auch der Grund, warum Patienten mit akutem Hörverlust, z. B. wegen eines Ohrschmalzpfropfs meinen, einen Hörsturz zu haben. Ein Ohrschmalzpfropf z. B. verursacht eine Schallleitungsstörung und lässt sich sofort beheben. Der Hörsturz ist in der Regel durch einen Haarzellschaden im Innenohr bedingt, dessen Ausheilung ungewiss ist. Beide Situationen äußern sich klinisch aber gleich – nämlich als Hörminderung.

# Prozess des Hörens

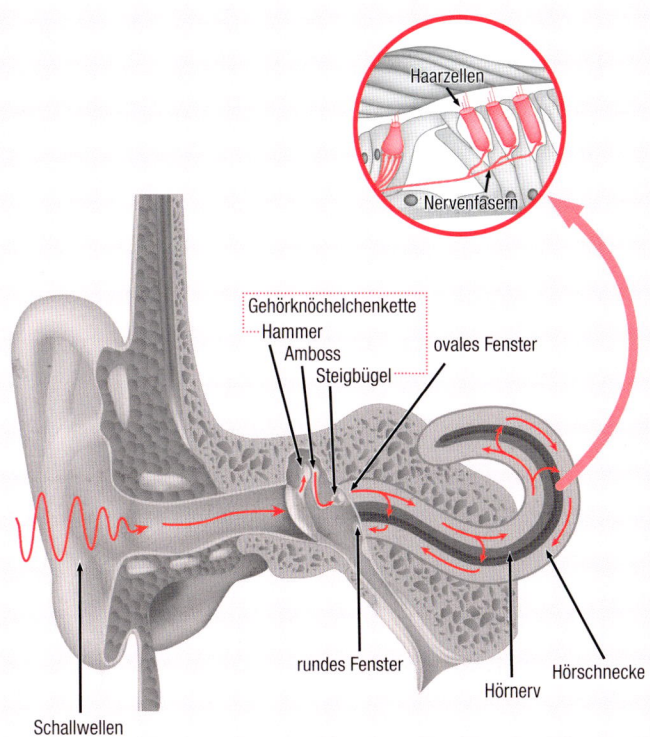

Haarzellen

Nervenfasern

Gehörknöchelchenkette
Hammer
Amboss
Steigbügel

ovales Fenster

rundes Fenster

Hörnerv

Hörschnecke

Schallwellen

Darstellung der zum Hören notwendigen anatomischen Strukturen: äußeres Ohr, Mittelohr und Innenohr mit den Hörsinneszellen (Haarzellen). Ist der Schalltransport über den Gehörgang und/oder das Mittelohr gehemmt, resultiert eine Schallleitungsschwerhörigkeit. Sind die Haarzellen geschädigt, resultiert eine Schallempfindungsschwerhörigkeit. Liegen Störungen in beiden Bereichen vor, kommt es zu einer sogenannten kombinierten Schwerhörigkeit.

# Einfacher Stimmgabeltest

Aus HNO-ärztlicher Sicht ist es allerdings recht einfach, zwischen einer Schallleitungsschwerhörigkeit und einer Schallempfindungsschwerhörigkeit zu unterscheiden. Wir bedienen uns dazu der Stimmgabel: Schlägt man eine Stimmgabel an, gibt sie durch die erzeugten Schwingungen einen Ton in einer bestimmten Frequenz ab. Die Frequenz hängt von der Bauart der Stimmgabel ab. Natürlich müssen Stimmgabeln verwendet werden, die eine für das menschliche Ohr hörbare Frequenz erzeugen (z. B. $C_1$ = 440 Hz). Im ersten Schritt wird die Stimmgabel auf der Mitte des Scheitels aufgesetzt, der Ton erreicht beide Innenohre direkt über dem Schädelknochen unter Umgehung der Schallleitungswege (Gehörgang, Mittelohr). Der Normalhörende hört den Stimmgabelton gleichmäßig auf beiden Ohren. Liegt auf einer Seite eine Schallleitungsschwerhörigkeit vor, dann hört man den Ton der auf den Scheitel aufgesetzten Stimmgabel auf dem betroffenen (schlechteren) Ohr sogar lauter. Wie kommt das? Der Schall erreicht unser Innenohr über den Knochen – er wird also durch einen Ohrschmalzpfropf oder einen anderen Grund einer Schallleitungsstörung nicht aufgehalten. Es ist jetzt sogar so, dass der Schall über das betroffene Ohr nicht mehr adäquat abtransportiert werden kann. Der Schall »fängt« sich praktisch im betroffenen Ohr und wird hier als lauter empfunden.

Hat der Patient Sorge, als Ursache seiner akuten Hörminderung einen Hörsturz (Innenohrschaden) erlitten zu haben, und hört aber die Stimmgabel auf dem betroffenen Ohr lauter, dann ist diese Diagnose ausgeschlossen. Es liegt »nur« eine Schallleitungsschwerhörigkeit vor. Die Benennung des Tests geht auf Ernst Heinrich Weber (1795–1878), Professor für Anatomie und Physiologie in Leipzig, zurück und basiert auf einer Publikation aus dem Jahr 1834 (Weber, 1834).

## 34 Wodurch kann der Schalltransport gestört sein?

Die Ursache liegt in vielen Fällen schon im Gehörgang: Hier kann der Schalltransport z. B. durch Ohrschmalz oder einen Fremdkörper behindert sein.

### Wissen aus der Praxis

Plötzliche Hörminderungen nach dem Duschen oder Baden haben ihre Ursache in der Regel in einem aufgequollenen Ohrschmalzpfropf. Der verlegt dann den Gehörgang und lässt den Schall nicht mehr problemlos passieren. Aber auch Entzündungen mit starker Schwellung des Gehörgangs oder Trommelfelldefekte (akut oder chronisch) behindern den Schalltransport und führen zu Schwerhörigkeit. In seltenen Fällen ist eine Schallleitungsschwerhörigkeit durch Fehlbildungen von Ohr, Gehörgang oder Mittelohr angeboren. Liegt eine akute oder chronische Mittelohrentzündung vor, ist der Schalltransport ebenfalls massiv gestört. Das Trommelfell ist meist mitbetroffen oder hat sogar ein Loch – der Schall kann nicht mehr ungehindert über das Trommelfell auf die Gehörknöchelchenkette übertragen werden. Viele der Ursachen, die zu einer Schallleitungsschwerhörigkeit führen, können von Ihrem HNO-Arzt bereits durch eine einfache Ohrmikroskopie erkannt werden.

## 35 Ich habe ein Loch im Trommelfell. Höre ich deshalb schlechter?

Das Trommelfell ist eine aufgespannte bindegewebige Membran, die relativ fest und widerstandsfähig ist. In der Mitte ist sie straff und dreischichtig aufgebaut, im oberen Anteil etwas weicher und nur zweischichtig. Das Trommelfell trennt den Gehörgang (unsteril) vom Mittelohr (steril) ab und überträgt durch seine Schwingung den Schall auf die Gehörknöchelchenkette. Natürlich kann man das Trommelfell mechanisch verletzen oder zerreißen. Häufig passiert das durch die Nutzung von Wattestäbchen, die zu tief in den Gehörgang geschoben werden. Wattestäbchen sind also aus verschiedenen Gründen nicht zu empfehlen (s. Exkurs Wattestäbchen, S. 19).

Aber auch durch eine Druckwelle, wie bei einer Ohrfeige oder durch das Aufschlagen auf die Wasseroberfläche, kann das Trommelfell reißen und ein Loch entstehen. Die Folge einer solchen akuten Schädigung sind in der Regel Ohrenschmerzen, ein dumpfes Druckgefühl und eine Hörminderung. Der Patient würde die in der Mitte des Scheitels aufgesetzte angeschlagene Stimmgabel aber auf dem betroffenen Ohr besser hören (s. Exkurs Stimmgabeltest, S. 42)! Auch im Rahmen von akuten oder chronischen Entzündungen können Löcher im Trommelfell auftreten, die teilweise gar nicht mehr von selbst abheilen und zu einer dauerhaften (Schallleitungs-)Schwerhörigkeit führen.

### Tipp aus der Praxis

Ein dauerhaftes Loch im Trommelfell führt nicht nur zu einer Hörminderung, sondern birgt auch die ständige Gefahr einer Entzündung mit Ohrlaufen. Keime aus dem äußeren Gehörgang können das Mittelohr erreichen und hier Entzündungen auslösen. Durch die anatomische Lage des Mittelohrs drohen dann weitreichendere Komplikationen (Innenohrbeteiligung, Gleichgewichtsausfall bis hin zur Knochen- oder Hirnhautentzündung).
Jedes Loch im Trommelfell sollte verschlossen werden – wenn nötig, operativ.

# Adenoide (Polypen) bei Kindern und die Folgen für Ohr und Gehör

Die Ohrtrompete verbindet das Mittelohr mit dem Nasenrachen und hat große Bedeutung für den Druckausgleich im Mittelohr. Somit ist die regelrechte Funktion Voraussetzung für die uneingeschränkte Hörfähigkeit. Gerade bei kleinen Kindern sind im Nasenrachen die sogenannten »Polypen« (lat. Adenoide) aber häufig vergrößert und verlegen den Ausführungsgang der Ohrtrompete. Adenoide sind lymphatisches Gewebe im Nasenrachen und gehören zum sogenannten Waldeyer'schen Rachenring – einer ersten Immunbarriere gegen Erreger. Bei kleinen Kindern sind diese häufig vergrößert und führen zu typischen Symptomen wie Mundatmung, Schnarchen, gehäufte Infekte und eine dauerhaft gestörte Funktion der Ohrtrompete. Die Folgen sind u. a. Unterdruck im Mittelohr, Ergussbildung und dauerhafte Hörstörungen wegen der Flüssigkeitsbildung im Mittelohr. Hält dieser Zustand länger an, dickt die Flüssigkeit im Mittelohr ein und wird zäh wie Kleber. Die Amerikaner nennen dieses Phänomen passend »glue ear«. Häufig fallen diese Kinder aber gar nicht mit Schwerhörigkeit, sondern durch eine Sprachentwicklungsverzögerung auf. Denn: Wer schlecht hört, der entwickelt sich auch sprachlich schlecht.

Diese Erkrankung erfordert den vielleicht häufigsten operativen Eingriff der HNO-Heilkunde bei Kindern: eine Polypenentfernung (lat. Adenotomie) aus dem Nasenrachen mit Schnitt im Trommelfell zur Flüssigkeitsentlastung (med. Parazentese) und ggf. Einlage von kleinen »Offenhaltern«, den sogenannten Paukenröhrchen (med. Paukendrainage). Dieser kurze operative Eingriff wird meist ambulant durchgeführt und zieht selten Komplikationen nach sich. Für die Entwicklung der Kinder ist er aber segensreich, die meisten profitieren enorm davon.

## 36 Kann auch eine Mittelohrentzündung zu Schwerhörigkeit führen?

Eine Mittelohrentzündung (lat. otitis media) kann durch Bakterien oder Viren ausgelöst werden. Meist handelt es sich um eine aufsteigende Entzündung aus dem Nasenrachen über die Ohrtrompete. Ein vorangegangener Schnupfen mit Belüftungsbeeinträchtigung ist regelmäßig in der Krankheitsentstehung zu finden. Kinder sind häufiger betroffen. Klinisch zeichnet sich die Mittelohrentzündung durch Flüssigkeits- bzw. Eiteransammlung im Mittelohr aus. Das führt nicht nur zu Ohrenschmerzen durch das gespannte Trommelfell, sondern insbesondere auch zu einer deutlichen Hörminderung. Das Trommelfell schwingt nicht mehr, und die Gehörknöchelchenkette ist umflossen. In der Regel resultiert eine Schallleitungsschwerhörigkeit (»Weber-Versuch« zum kranken Ohr!). Mit der Abheilung der Entzündung bildet sich die Schwerhörigkeit zurück – Reste von Flüssigkeit können aber manchmal noch über Wochen zur Hörbeeinträchtigung beitragen. In seltenen Fällen können die giftigen Stoffwechselprodukte der Mittelohrentzündung aber auch das Innenohr »vergiften« und zum Innenohrausfall und/oder zu Gleichgewichtsproblemen führen. Dann besteht eine kombinierte Schwerhörigkeit oder sogar eine Ertaubung. Das sollte sofort behandelt werden.

## 37 Was ist der Unterschied zwischen einer akuten und einer chronischen Mittelohrentzündung?

Bei einer **akuten Mittelohrentzündung** entzündet sich die Schleimhaut im Mittelohr durch Viren oder Bakterien. Das geschieht oft durch die Ohrtrompete als aufsteigende Infektion über den Nasenrachen. Besonders häufig entwickeln Kinder im Rahmen eines Schnupfeninfekts eine Mittelohrentzündung. Durch den Infekt schwillt die Ohrtrompete zu, und das Mittelohr ist nicht mehr gut belüftet. Bakterien und Viren können aber aktiv aufsteigen und finden im Mittelohr hervorragende Bedingungen zur Vermehrung vor: eine warme, abgeschottete Körperhöhle. Bakterienverdopplungszeiten liegen bei ca. 20 Minuten. Das Mittelohr läuft praktisch mit Eiter voll und verursacht so nicht nur starke Schmerzen, sondern auch eine Schallleitungsschwerhörigkeit. Wenn der Druck im Mittelohr steigt, kann das Trommelfell sogar einreißen und Eiter aus dem Gehörgang laufen. In diesem Moment sind die Schmerzen aber schlagartig besser. Eine einfache Mittelohrentzündung heilt in der Regel recht schnell und folgenlos ab.

Eine **chronische Mittelohrentzündung** ist ein dauerhafter Prozess, der vielfältige Formen annehmen kann. Häufig haben Patienten ein chronisches Loch im Trommelfell, das sich nicht mehr von allein verschließt. Es kommt immer wieder zu Episoden von entzündlichem Ohrlaufen und zu dauerhafter Hörminderung. Spezielle Formen der chronischen Mittelohrentzündung können sich sogar in den Knochen des Felsenbeins ausbreiten und die Gehörknöchelchenkette, das Innenohr, das Gleichgewichtsorgan oder den Gesichtsnerv schädigen. Das ist gefährlich und muss schnell behoben werden – gewöhnlich durch eine Operation.

## 38 Wie entsteht eine Gehörgangsentzündung?

Gehörgangsentzündungen gehören zu den häufigsten Erkrankungen im HNO-Gebiet. Sie können durch Bakterien oder Pilze ausgelöst werden. Häufig liegt eine Manipulation (z. B. durch Wattestäbchen) zugrunde. Über winzig kleine Verletzungen gelangen Bakterien in die Unterhaut und führen zu entzündlicher Schwellung, Flüssigkeitsabsonderung und starken Ohrenschmerzen. Gerade durch den anatomischen Aufbau der Gehörgangshaut führen Schwellungen durch Zugkräfte an der Knochenhaut schnell zu massiven Ohrenschmerzen. Durch den verschwollenen Gehörgang hört der Betroffene schlechter. Beim Baden in unsauberen Gewässern oder Pools gelangen Bakterien in das Ohr. In den Sommermonaten tritt die Gehörgangsentzündung deshalb gehäuft auf und wird auch als »Badeotitis« bezeichnet. Hörgeräteträger oder Patienten mit chronischen Hautkrankheiten neigen zu Gehörgangsentzündungen – sie müssen ihre Gehörgänge besonders pflegen.

### Tipp aus der Praxis

Beim Duschen gesunde Ohren lediglich ausspülen und danach im Eingangsbereich auswischen. Keine Ohrstäbchen oder spitze Instrumentarien zur Reinigung verwenden! Trockenen Ohrschmalz kann man mit Salzwasser oder öligen Lösungen aufweichen. Menschen mit starker Ohrschmalzproduktion sollten 1- bis 2-mal/Jahr zur Reinigung der Gehörgänge einen HNO-Arzt aufsuchen.

## 30 Was kann ich bei wiederholten Gehörgangsentzündungen tun?

Wenn Sie unter wiederholten Gehörgangsentzündungen leiden, kann das sehr schmerzhaft und langwierig sein. Oft sind die verantwortlichen Bakterien oder Pilze resistent und hartnäckig. Vermeiden Sie unbedingt jegliche Manipulationen im Gehörgang. Durch die kleinen Verletzungen können immer wieder Erreger in die Unterhaut gelangen. Ohrschmalz schützt durch den sauren pH-Wert – er muss nicht immer entfernt werden. Halten Sie die Ohren trocken und föhnen Sie sie nach dem Baden und Duschen aus. Vermeiden Sie belastete Gewässer wie Badeseen und Pools. Bringen sie keine Kosmetika in den Gehörgang, verzichten Sie auf Haarfärbungen und pflegen Sie die Haut. Salben für Neurodermitispatienten wirken auch bei trocken-schuppiger Gehörgangshaut und verhindern Infektionen. Im Bedarfsfall wird Ihr HNO-Arzt einen Abstrich zur Keimbestimmung und gezielten Therapie machen. Die Verwendung von Ohrenkerzen zur Behandlung oder Reinigung der Gehörgänge ist nicht empfohlen, prinzipiell ist deren Nutzen wissenschaftlich nicht belegt.

## Was passiert bei einem Hörsturz?

Als Hörsturz bezeichnen wir eine akute, (meist) einseitige plötzliche Hörminderung. Sie kann auch von Schwindel, Ohrgeräuschen oder Verzerrthören begleitet sein. Von einem Hörsturz spricht man, wenn über mindestens drei Frequenzen mindestens 30 dB Hör-

### Wissen aus der Praxis

#### Gutartige Nervenneubildung als Ursache wiederkehrender Hörstürze

Es gibt Patienten, die wiederholt unter Hörstürzen leiden. Oft bleiben dauerhafte Hörschäden zurück, oder sie ertauben gänzlich. Ein Grund dafür kann eine gutartige Nervenneubildung im Bereich des Hör-Gleichgewichtsnervs im Kopf sein. Obwohl diese Krankheit (lat. Akustikusneurinom) gutartig ist, führt sie durch Verdrängung des Hörnervs zu Hörstürzen bis hin zur Ertaubung. Auch Gleichgewichtsausfälle oder Gesichtsnervenschädigungen können parallel auftreten. Um diese seltene Ursache eines Hörsturzes auszuschließen, wird häufig auch eine Magnetresonanztomografie des Schädels durchgeführt. Damit erkennt man diese Erkrankung und kann sie therapieren. Die Therapieoptionen reichen von jährlichen Kontrollen bei kleinen Befunden über hirnchirurgische Operationen bis hin zu millimetergenauen Bestrahlungen mittels »Cyberknife«.

minderung verzeichnet werden kann. In seltenen Fällen kann ein Hörsturz auch beidseitig auftreten. Die Ursachen dafür sind noch immer nicht vollständig geklärt – es wird aber eine Durchblutungsstörung des Innenohrs oder eine Nervenentzündung vermutet. Stress soll dazu beitragen. Klassischerweise liegt beim Hörsturz eine reine Innenohrstörung im Bereich der Haarzellen vor. Manche Patienten erleiden wiederholte Hörstürze, insbesondere dann ist eine weiterführende Diagnostik notwendig.

Eine plötzliche Hörminderung ist für Patienten natürlich beängstigend und führt häufig zu Vorstellungen im Notdienst. Aus medizinischer Sicht liegt aber kein Notfall vor, sodass eine Vorstellung in den nächsten 48 Stunden bei einem HNO-Arzt ausreicht. Dort kann die Verdachtsdiagnose mittels Untersuchung und Hörtest gesichert werden. Prinzipiell kann ein Hörsturz von einer leichten Einschränkung bis hin zur kompletten Taubheit sehr unterschiedlich ausgeprägt sein.

## 41 Was ist die Menièr'sche Erkrankung?

Unter der Menièr'schen Erkrankung verstehen wir das anfallsartige Auftreten von Hörminderung, Schwindel und Ohrgeräuschen. Oft ohne wirkliche Vorboten dauern die Symptome Minuten bis maximal Stunden an. Diese Anfälle sind aber mitunter so heftig, dass die Betroffenen massive Schwindelbeschwerden, Druck auf dem Ohr, Hörminderung und Ohrgeräusche verspüren. Patienten sind in dieser Zeit sehr belastet und müssen oft liegen und warten, bis die Anfälle vorüber sind. In der Regel bilden sich die Symptome wieder vollständig zurück. Ursächlich wird eine Drucksteigerung in den flüssigkeitsgefüllten Räumen des Innenohrs vermutet. Da hierdurch sowohl Hör- als auch Gleichgewichtsorgan betroffen sind, treten meist sowohl Hörminderung als auch Schwindelanfälle auf. Die eindeutige Diagnosestellung fällt oft schwer, und Betroffene erleben wiederholte Anfälle bis zur Klärung der Symptome. Eine Akuttherapie ist oft nur symptomatisch möglich. Um zukünftige Anfälle zu vermeiden, werden Ernährungsempfehlungen ausgesprochen bzw. Patienten mit Medikamenten versorgt. Wiederholte Anfälle können aber auch zu bleibenden und ausgeprägten Schwerhörigkeiten führen. In sehr ausgeprägten Fällen muss das Innenohr (Entstehungsort der Beschwerden) sogar »ausgeschaltet« werden. Das geschieht medikamentös oder chirurgisch.

## Was ist eine Otosklerose?

Die Otosklerose ist eine spezifische Mittelohrerkrankung, die regelmäßig zu fortschreitender Schwerhörigkeit und Ohrgeräuschen führt (s. Exkurs, S. 52). Die Diagnosestellung ist nicht immer ganz einfach, da sich praktisch nie offensichtliche Veränderungen am Trommelfell offenbaren. Deshalb wird die Erkrankung scherzhaft auch als solche bezeichnet, bei der »der Arzt nichts sieht und der Patient nichts hört«. Es kommt zu einer Verknöcherung der Steigbügelfußplatte im ovalen Fenster und damit zwangsläufig zu einer Störung der Schallübertragung auf das Innenohr. Da der Steigbügel ähnlich wie ein Kolben in das Innenohr eintaucht, kann die Otosklerose mit »Kolbenfraß« bei einem Motor verglichen werden.

## Welche Ursachen kann ein Tinnitus haben?

Unter dem Begriff »Tinnitus« verstehen wir Ohrgeräusche, die meist nur der Patient selbst empfindet und die für andere nicht hörbar sind (subjektiver Tinnitus). Tinnitus gehört zu den Volkskrankheiten – Millionen Menschen leiden darunter. Verschiedene Ursachen können zu Tinnitus führen, die genauen Entstehungsmechanismen sind aber bis heute nicht geklärt. »Wundermittel« gegen Ohrgeräusche gibt es nicht. Man weiß aber, dass akute und

## Wissen aus der Praxis

### Hilfe für Ludwig van Beethoven

Ludwig van Beethoven litt an einer heute gut erforschten Ohrerkrankung, an der er tragischerweise komplett ertaubte. Wir sprechen von der Otosklerose: eine Verknöcherung der Steigbügelfußplatte in der ovalen Nische. Typischerweise führt diese Erkrankung schleichend zu hochgradigem beidseitigem Hörverlust bis zur Ertaubung, oft vergesellschaftet mit Ohrgeräuschen. Primär spielt sich diese Erkrankung im Mittelohr ab und führt dazu, dass die Fußplatte des Steigbügels nicht mehr in das Innenohr eintauchen kann. Der Schall wird nicht weitergeleitet. Zusätzlich führen die Umbauprozesse an der Schwelle zum Innenohr aber auch zur Innenohrstörung, sodass eine kombinierte Schwerhörigkeit resultiert.

Die Lösung des Problems ist heute recht einfach: Der verknöcherte Steigbügel muss gegen eine kleine Prothese ausgetauscht werden, die am langen Ambossfortsatz befestigt wird und über ein künstlich angelegtes kleines Loch in der Fußplatte wieder in das Innenohr eintauchen kann. Vergleichbar mit einem kleinen beweglichen Kolben, um die Schallwellen so weiterzuleiten. Das erreicht man durch eine mikroskopische Operation – der sogenannten Steigbügelplastik. In den Händen erfahrener Ohrchirurgen ist dieser Eingriff sicher und führt oft wieder zur Normalhörigkeit. Für Herrn Beethoven kommt diese medizinische Weiterentwicklung aber leider zu spät.

chronische Lärmbelastung und unbehandelte Schwerhörigkeit zu Ohrgeräuschen führen können, die sich auch chronifizieren können. Für spezifische Erkrankungen wie Otosklerose (s. Frage 42) oder die Menièr'sche Krankheit (s. Frage 41) sind Ohrgeräusche sogar typisch. Deshalb gilt es vorrangig, begleitende organische Hörstörungen abzuklären. Wahrscheinlich entstehen die Ohrgeräusche im Innenohr, allerdings führen die gestörte Wahrnehmung und Verarbeitung im Gehirn zu einem Andauern des Tinnitusgeräusches (s. Exkurs Tinnitus, S. 82).

## Auf welche Weise richtet akuter Lärm Schaden an?

Prinzipiell kann jede Form von Lärm Schaden am Ohr anrichten. Wie Sie bereits wissen, ist Lärm eine Krafteinwirkung auf das Ohr. Je intensiver der Schall einwirkt, desto lauter empfinden wir die Geräusche. Dabei ist die Spannweite zwischen der Wahrnehmbarkeit und der Unbehaglichkeit gering. Experten sprechen von »Dynamikbreite«.

Akuter Lärm kann sehr wohl Schaden anrichten, wobei sowohl die Intensität (Lautheit) als auch die Dauer der Einwirkung auf das Ohr eine entscheidende Rolle spielen. Ein über Stunden einwirkender lauter Schall > 120 dB (wie es im Rahmen von Konzert- oder Diskobesuchen vorkommt) führt zu einer allmählichen (meist reversiblen) Schwerhörigkeit, oft begleitet von Druckgefühl und Ohrrauschen. Man spricht auch von einem **Lärmtrauma** durch die Erschöpfung von Stoffwechselvorgängen im Innenohr.

Laut und kurz einwirkender Schall (1–3 ms (Millisekunden)) kann auch sofort zu einer Innenohrschädigung führen, die nicht immer rückgängig ist. Beispielsweise kann das Platzen eines Autoreifens oder der Schuss aus einer Pistole durch die immense Belastung des Ohrs zu einer bleibenden Ohrschädigung (manchmal mit Ohrgeräuschen) führen. Diese Geräusche erreichen 130–160 dB Lautstärke. Man spricht von einem **Knalltrauma.** Die Druckwellen können durch längere Einwirkzeit (> 3 ms) sogar zum Zerreißen des Trommelfells und zur Schädigung der Gehörknöchelchenkette führen – in diesem Falle spricht man von **Explosionstrauma.**

## 45 Kann mein Gehör bei Dauerlärm Schaden nehmen?

Auch dauerhafte Lärmbelastung (z. B. am Arbeitsplatz) ist schädlich für das Ohr bzw. das Gehör, wenn gewisse Lärmpegel überschritten werden. Die inneren Haarzellen sind empfindlich gegenüber Lärm und können geschädigt werden. Chronische Lärmschäden sind nicht reversibel. Besteht eine berufliche Exposition gegenüber Lärm von > 85 dB Lautstärke über acht Stunden an fünf Werktagen pro Woche, so muss zwingend ein Lärmschutz (Ohrschützer) getragen werden. Arbeitsmedizinische Messungen am Arbeitsplatz zur Einhaltung der Grenzwerte bzw. zur Schulung der Mitarbeiter sind in Deutschland heute Standard. Eine Lärmschwerhörigkeit bei nachgewiesener beruflicher Belastung ist eine anerkannte Berufserkrankung. Der behandelnde Arzt muss bereits bei dem Verdacht des Vorliegens einer beruflich bedingten Schwerhörigkeit einen entsprechenden Meldebogen an die Berufsgenossenschaft senden. Im Rahmen eines sogenannten ärztlichen Lärmgutachtens werden die Zusammenhänge dann geprüft und der Grad der Schädigung ermittelt.

## 46 Können auch Medikamente Hörschäden verursachen?

Einige Medikamente bzw. Substanzen sind giftig und schädlich für das Innenohr. Sie können bei Einnahme größerer Dosen zu erheblicher Hörminderung oder sogar zu Ertaubung führen. Zu diesen Substanzen gehören sogar häufig verordnete Antibiotika (wie z. B. Gentamycin) oder auch Antibiotika gegen multiresistente Erreger. Hier muss der Arzt die Dosierung genau beachten oder sogar den Spiegel im Blut kontrollieren. Werden kritische Konzentrationen überschritten, kann das zu einer Innenohrschädigung führen. Auch Chemotherapeutika, wie sie zur Krebstherapie verordnet werden, oder auch bestimmte entwässernde Blutdruckmedikamente wirken schädigend auf das Innenohr. Interessanterweise ist sogar das weltberühmte Aspirin (ASS) ohrschädigend und kann zu schwerer Hörminderung mit Ohrgeräuschen führen – allerdings erst ab Dosen von 2–5 Gramm. Eine üblich verordnete Tablette enthält 100–300 mg Aspirin, sodass nur bei einer erheblichen Überdosierung diese Gefahr besteht. Für Stoffe wie Quecksilber, Mangan, Cadmium und Benzol ist ebenfalls eine erhebliche Gefahr für das Innenohr bekannt.

## 47 Was versteht man unter Altersschwerhörigkeit?

Unter Altersschwerhörigkeit verstehen wir einen Hörverlust für hohe Frequenzen. Das Hören von Vogelgezwitscher oder das Piepsen von Mäusen wird nicht mehr gehört, während tiefe Brummtöne praktisch noch verlustfrei wahrgenommen werden. Das erklärt auch, warum der ältere Herr die Enkelin oft schlechter versteht als einen tief sprechenden Nachbarn. Altersschwerhörigkeit wird als Presbyakusis bezeichnet (griech. »alter Mann«, »hören«) und unterstellt, dass nur Männer betroffen sind. Das stimmt nicht. Zwar setzt die Schwerhörigkeit bei Männern früher ein, sie trifft aber ebenso Frauen. Der Hörverlust betrifft zunächst Frequenzen oberhalb 8 kHz und kann bereits ab dem 50. Lebensjahr einsetzen. Danach steigt die Zahl der hörbeeinträchtigten Personen sprunghaft an, und die betroffenen Frequenzen verschieben sich hin zum Frequenzspektrum der Umgangssprache (500 Hz–4000 Hz). Diese Entwicklung ist schleichend und wird von den Betroffenen selbst gar nicht wirklich wahrgenommen bzw. auch geleugnet. Jährliche Erhebungen im Auftrag der Krankenkassen zeigen, dass die Schwerhörigkeit zwischen 40 und 49 Jahren bei 6 % liegt, zwischen 50 und 59 Jahren aber bereits bei 25 % und ab 70 Jahren bei 54 %. Mit 65 Jahren sind immerhin schon 50 % der Männer und 25 % der Frauen davon betroffen. Im Hörtest entsteht hier eine sehr charakteristische Hörkurve mit einem Absinken der Hörschwelle vorrangig im Hochtonbereich oberhalb 4 kHz. Diese sogenannte Altersschwerhörigkeit ist der häufigste Grund für eine Hörgeräteversorgung. Der Hör-Selbsttest vermittelt eine Idee darüber, ob bei Ihnen vielleicht schon eine Schwerhörigkeit vorliegt (Fischer, Weber, & Riechelmann, 2016), s. auch S. 69.

## 48 Muss sich im Alter zwangsläufig eine Schwerhörigkeit entwickeln?

Diese Frage ist interessant und nicht ganz einfach zu beantworten. Auch heute noch ist nicht klar, ob Altersschwerhörigkeit eine unabdingbare Folge von Alterungsprozessen unseres Gewebes ist oder eher die Summe (vermeidbarer) schädigender Umwelteinflüsse. Dazu kommt noch eine erbliche (genetische) Komponente. In mikroskopischen Studien konnten jedenfalls im Alter Schädigungen der Haarzellen, des Hörnervs und Stoffwechselstörungen mit Kalkeinlagerungen im Innenohr nachgewiesen werden. Die Untersuchungen an Vergleichsgruppen der Ureinwohner (s. S. 29) legen aber den Verdacht nahe, dass diese strukturellen Altersschäden nicht zwangsläufig auftreten müssen (Michel, 2017).

## 49 Was passiert im »alternden« Ohr?

Wir verstehen Altersschwerhörigkeit heute so, dass im Innenohr zunächst die äußeren Haarzellen Schaden nehmen und absterben. Die äußeren Haarzellen dienen nur der Verstärkung von leisen Tönen und der Dämpfung von lauten. Erst bei Schädigung/Untergang der inneren Haarzellen tritt ein irreversibler Hörschaden auf. Sind alle inneren Haarzellen geschädigt, ist der Patient komplett taub. Sind nur gewisse Bereiche von Haarzellen in der Hörschnecke geschädigt, fallen die entsprechenden Frequenzbereiche aus. Erinnern Sie sich an den Aufbau der Haarzellen in der Hörschnecke wie die Tastatur auf dem Klavier (s. Frage 4). Da bei der Altersschwerhörigkeit zunächst hohe Frequenzen nicht mehr gehört werden, gehen wir von einem selektiven »Sterben« der inneren Haarzellen im Bereich der Schneckenspitze aus (dort sitzen die Haarzellen für diese Frequenzen).

## Wissen aus der Praxis

### Ein bekanntes »Phänomen« bei Altersschwerhörigen

Wer kennt nicht folgende Situation: Sie sprechen einen schwerhörigen Menschen an. Er versteht Sie nicht und beschwert sich: »Sprechen Sie doch nicht so leise!« Sie heben die Stimme und sprechen ihn laut an. Nun aber zuckt er zusammen und beschwert sich erneut: »Schreien Sie doch nicht so!« Merkwürdig? Keineswegs! Wenn man ungefähr verstanden hat, was im Innenohr bei sich entwickelnder Altersschwerhörigkeit passiert, dann kann man dieses Phänomen gut erklären: Wenn bei der Altersschwerhörigkeit zunächst die äußeren Haarzellen ausfallen, dann versteht der Betroffene die leisen Töne nicht mehr (Verstärkerfunktion ausgefallen), und gleichzeitig empfindet er laute Töne als unangenehm bis schmerzhaft (Dämpfungsfunktion ausgefallen). Man kann ihn nur noch in einem engen Korridor idealer Lautstärke ansprechen – Experten sprechen von eingeschränkter Dynamikbreite als klares Zeichen einer Innenohrschädigung.

## 50 Können auch Veränderungen im Bereich des Hörnervs zu Schwerhörigkeit führen?

Im Bereich des Hörnervs wird die Information in Form eines elektrischen Signals (Stromstoß) bis zur Hörrinde geleitet. Kommt es auf diesem Weg zu Unterbrechungen in der Reizweiterleitung, resultiert natürlich ebenso eine Schwerhörigkeit. Da der Ort der Schädigung »hinter« der Hörschnecke (lat. Cochlea) liegt, sprechen Experten von einer »retrocochleären Schwerhörigkeit«. Der Ort der Hörbahnschädigung lässt sich anhand von hochspeziellen Hörtests und/oder Röntgenaufnahmen des Kopfes ermitteln. Prinzipiell können alle Hirntumore, Kopftraumata, Schlaganfälle und Hirninfarkte auch die Hörbahn betreffen und zur Schwerhörigkeit führen. Zu den häufigsten Gründen einer solchen Hörstörung zählt aber eine eigentlich gutartige Neubildung im Bereich des Hör- und Gleichgewichtsnervs – das sogenannte Akustikusneurinom (s. auch S. 49). Ob so eine Ursache als Grund für die Hörstörung infrage kommt, wird mit Messungen der Hörbahnleitgeschwindigkeit (BERA) und/oder mittels Magnetresonanztomografie (MRT) ermittelt.

# SCHWERHÖRIGKEIT: DIAGNOSE

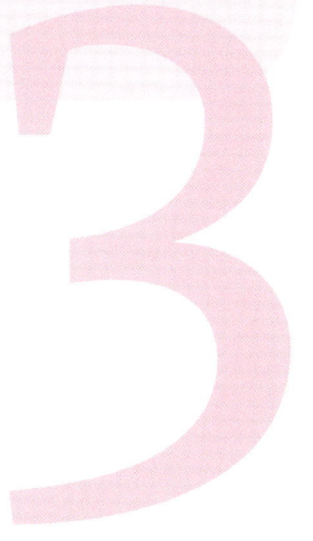

**Basis jeder erfolgreichen ärztlichen Behandlung ist die richtige Diagnose.** Vielfältigste Ursachen können zu der Entwicklung einer Schwerhörigkeit beitragen. Viele dieser Ursachen spielen sich aber auf mikroskopisch kleinstem Raum im Mittelohr, Innenohr oder sogar in den Haarzellen selbst ab. Sorgfältige Untersuchungen und die richtige Diagnosestellung sind technisch-apparativ anspruchsvoll, die korrekte Interpretation von Messergebnissen oft nicht einfach. Die Ausbildung zum HNO-Facharzt in Deutschland ist in der Weiterbildungsordnung der Landesärztekammern geregelt und garantiert einen sehr hohen Standard. Darüber hinaus sind nahezu alle HNO-Praxen bezüglich der Hördiagnostik gut ausgestattet.

## 51 Was erwartet mich beim HNO-Arzt, wenn ich eine Schwerhörigkeit abklären möchte?

Zunächst wird Sie Ihr HNO-Facharzt fragen, unter welchen Beschwerden Sie leiden. Wenn es um Schwerhörigkeit geht, wird er durch gezieltes Nachfragen wissen wollen, ob es sich um ein akutes Geschehen oder um einen schleichenden Prozess handelt. Um andere Krankheiten abzugrenzen, wird oft noch nach Ohrenschmerzen, Ohrlaufen, Schwindel oder Ohrgeräuschen gefragt. Wichtig sind auch Hinweise zu Vor- und Erberkrankungen, Operationen im HNO-Gebiet, Tabletteneinnahmen und vor allem auch berufliche Tätigkeiten in der Vergangenheit. Langjähriges Arbeiten im Lärm kann bekanntermaßen zu einer Lärmschwerhörigkeit führen.

Nach dieser sogenannten Anamnese folgt eine gezielte körperliche Untersuchung vorrangig der Ohren inklusive einer Ohrmikroskopie oder Ohrendoskopie. Ohrschmalz kann aus dem Gehörgang entfernt und das Trommelfell beurteilt werden. Erfahrene HNO-Ärzte erkennen Ohrerkrankungen oftmals bereits aus der Veränderung des Trommelfells. Löcher im Trommelfell oder akute Entzündungen sind offensichtlich, andere Erkrankungen dagegen nicht. In der Regel erkennt man nämlich keine Mittelohrstrukturen und schon gar keine Innenohrstrukturen. Reine Innenohrschäden, wie sie bei der Altersschwerhörigkeit oder beim Hörsturz auftreten, zeigen bei der Ohrmikroskopie keinerlei Auffälligkeiten. Der Arzt sieht nichts, obwohl der Patient nichts hört. Deshalb sind weitere Untersuchungen und Tests nötig. Zu den apparativ einfachsten gehört der Stimmgabeltest zur ersten Eingrenzung der Art der Hörstörung (s. Exkurs S. 42).

## Was ist ein Tonschwellenaudiogramm?

Fast jede HNO-Praxis kann das sogenannte **Tonschwellenaudiogramm** durchführen. Es gehört zweifelsfrei zu den diagnostischen Standarduntersuchungen der HNO-Ärzte. Dabei wird die Wahrnehmungsschwelle eines in verschiedenen Frequenzen angebotenen Tons in einem schallisolierten Raum getestet. Es sind gewisse Anforderungen an den Messplatz definiert, um möglichst gute und wiederholbare Ergebnisse zu erzielen. Speziell ausgebildetes Personal instruiert den Patienten und führt die Messung durch. Dem Patienten wird ein Ton im Frequenzspektrum von 250 Hz bis 8000 Hz über einen Kopfhörer (Luftleitung) sowie über einen Knochenleitungshörer (Knochenleitung) angeboten. Er muss angeben, wann er den Ton gerade schon hört (Hörschwelle). Aufgezeichnet wird im Tonschwellenaudiogramm der Hörverlust (also die Abweichung von der Nulllinie) in Dezibel in den untersuchten Frequenzen. Die Qualität des Hörtests ist dabei von der Mitarbeit des Patienten, aber auch von der Erfahrung des Untersuchers abhängig. Man spricht deshalb auch von einem subjektiven Hörtestverfahren. Ein Normalhörender erreicht eine Hörschwelle nahe der Nulllinie – hat also keinen Hörverlust. Natürlich kann der Patient dabei »schummeln« und eine Schwerhörigkeit vortäuschen. Erfahrene Untersucher merken das aber meist schnell. Das Ergebnis eines

## Tonschwellenaudiogramm

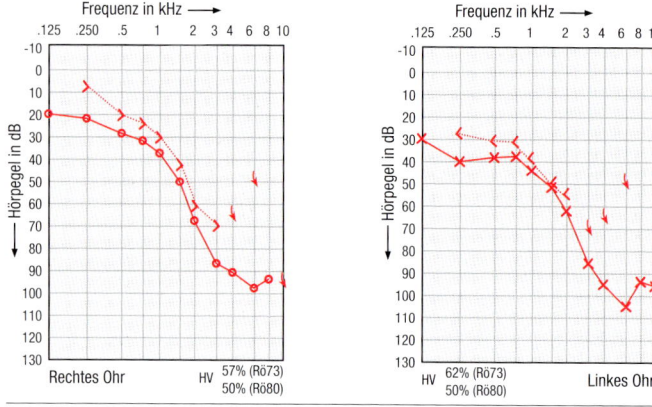

Dargestellt ist der Hörverlust in Dezibel (dB) in einem Frequenzbereich von 125 Hz bis 10 kHz für das Hören über die Knochenleitung (gestrichelt) und die Luftleitung (Linie) für das rechte und das linke Ohr. Hier das typische Bild einer fortgeschrittenen Altersschwerhörigkeit mit mittel- bis hochgradigem Hörverlust im Hochtonbereich. Die Pfeile zeigen an, dass der Ton hier gar nicht mehr gehört wird. Daraus ermittelt sich der prozentuale Hörverlust (HV).

Tonschwellenaudiogramms kann eine Normalhörigkeit sein, eine reine Innenohrschwerhörigkeit oder auch eine kombinierte Schwerhörigkeit erbringen.

## Was ist ein Sprachaudiogramm?

Da es im Alltag aber nicht so wichtig ist, einzelne Töne verschiedener Frequenzen zu hören, wurde das sogenannte **Sprachaudiogramm** entwickelt. Hier muss der Patient sowohl Zahlen als auch einsilbige Wörter steigender Lautstärken hören und korrekt wiedergeben. Der berühmteste Sprachtest im deutschsprachigen Raum ist der »Freiburger-Sprachtest«. In steigender Lautstärke werden dem Patienten wiederholt verschiedene Reihen von Zahlwörtern

## Sprachaudiogramm

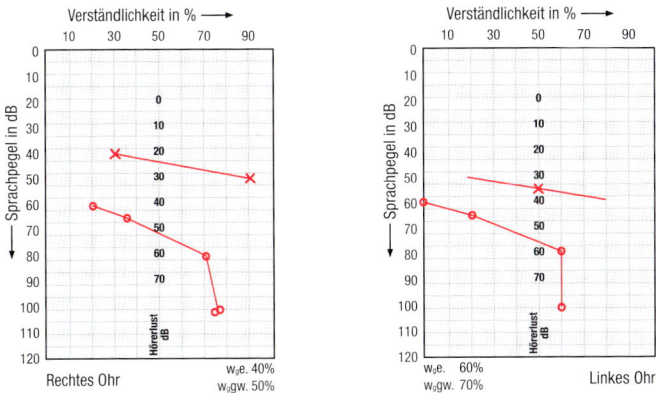

Rechtes Ohr — Linkes Ohr

Dargestellt ist die prozentuale Verständlichkeit der Zahlwörter (x-x) und der Einsilber (o-o) in steigender Lautstärke für das rechte Ohr und das linke Ohr. Hier das typische Bild eines deutlich eingeschränkten Zahlen- und Einsilberverstehens. Bei der Lautstärke von 65 dB (≈ Umgangssprache) werden rechts nur 35 % der Worte richtig verstanden und links nur 20 %. Daraus ermittelt sich das Gesamtwortverstehen.

und Einsilbern vorgespielt, die er wiedergeben muss. Der Anteil der richtig verstandenen Wörter wird ermittelt und das Ergebnis als Prozentsatz in der entsprechenden Lautstärke aufgezeichnet. Da unsere normale entspannte Gesprächslautstärke um 65 dB liegt, sollte der Normalhörende bei dieser Lautstärke 100 % der angebotenen Einsilber richtig verstehen. Liegt er deutlich darunter (< 80 %), muss man eine Hörverbesserung anstreben.

## Was versteht man unter »Knochen- und Luftleitung«?

Bei der Messung der Knochenleitung wird der Ton oder die Sprache über einen Knochenleitungshörer direkt auf den Schädelknochen übertragen. Durch Vibrationen erreicht der Schall so das

Innenohr unter Umgehung der luftleitenden Wege (Gehörgang, Mittelohr). Mittels Knochenleitung wird die Innenohrleistung direkt gemessen. Bei der Messung der Luftleitung wird der Ton über einen Kopfhörer an das äußere Ohr abgegeben. Hier muss der Schall durch Gehörgang und Mittelohr bis zum Innenohr gelangen und ist auf den reibungslosen Transport angewiesen. Die Schallleitung erlaubt Aussagen über die Funktion von Trommelfell und Mittelohr.

## Was versteht man unter »überhören« und »vertäuben«?

Unter diesen Begriffen versteht man das Phänomen, laut angebotene Töne früher auf dem besser funktionierenden Ohr zu hören als auf dem Ohr, das gerade getestet wird. Der Ton gelangt also zum besseren Ohr (über Luft- oder Knochenleitung möglich) und wird dort »überhört«. Das kann die Ergebnisse der Testseite enorm verfälschen, da der Patient oft nicht bemerkt, dass er die Töne/Wörter auf der Gegenseite wahrnimmt. Aus diesem Grund sollte bei ungleichen Hörleistungen die bessere Seite durch Kopfhörer und Geräusche (Rauschen) »vertäubt« und damit ausgeschaltet werden. Der Patient wird gezwungen, mit der schlechteren Seite zu hören.

## Welche weiteren Hörtests gibt es und warum werden sie durchgeführt?

Natürlich existieren eine Reihe zusätzlicher Hörtests, die unklare Hörergebnisse absichern sollen bzw. die nicht auf die aktive Mitarbeit der Patienten angewiesen sind. Die nebenstehende Tabelle gibt einen Überblick über zusätzliche, moderne und gängige Hörtestverfahren.

| | | |
|---|---|---|
| **Hörweitenprüfung** | Testung der Schallwahrnehmung durch Flüstern von Zahlwörtern aus verschiedener Entfernung | Nichtapparative Einschätzung der Hörminderung |
| **Otoakustische Emissionen** | Prüfung der Funktion des Innenohrs: Treffen Töne auf das Ohr, ziehen sich die Haarzellen zusammen. Die dabei entstehenden Geräusche nennt man otoakustische Emissionen. Sie lassen sich mit hochempfindlichen Mikrofonen einfangen. | Objektive Untersuchung der Innenohrfunktion |
| **Hirnstammaudiometrie (BERA)** | Über Elektroden am Kopf werden sogenannte »akustisch evozierte Potenziale« entlang der Hörbahn gemessen. | Objektive Untersuchung der Innenohr-Hörnervfunktion |
| **Hirnrindenaudiometrie** | Ähnlich der Hirnstammaudiometrie, nur wird hier die Aktivität der Hirnrinde bestimmt. | Objektive Untersuchung der Innenohr-Hörnervfunktion |

## 57 Gibt es für Erwachsene und für Kinder die gleichen Hörtestverfahren?

Kinder können erst ab ca. 4–6 Jahren (in Abhängigkeit ihrer Entwicklung) und nach einer gewissen Übungsphase ein Tonschwellenaudiogramm verstehen und verlässliche Angaben machen. Bei Kindern im Alter von 3–4 Jahren wird spielerisch versucht herauszufinden, wann das Kind etwas hört. Beim sogenannten **Spielaudiogramm** fordert man das Kind beispielsweise auf, sich einen Baustein zu nehmen und auf das Türmchen zu setzen, sobald es einen Ton hört. Damit erreicht man eine gewisse Aufmerksamkeit

### Wissen aus der Praxis

#### Hörscreening in der Geburtsklinik

Nach der Geburt eines Kindes werden in regelmäßigen und festgelegten Intervallen sogenannte »U«-Untersuchungen durchgeführt (z. B. »U1« unmittelbar nach Geburt). Im Rahmen der »U2« am 3.–5. Lebenstag wird u. a. auch das Hörvermögen routinemäßig überprüft. Das wird als »Hörscreening« bezeichnet und soll schwerhörige Babys schnell identifizieren. Mit relativ einfachen Mitteln kann man nämlich die regelrechte Aussendung von Signalen der Haarzellen im Innenohr aufzeichnen und so Rückschlüsse auf das Gehör gewinnen. Diese Signale werden mittels einer kleinen Sonde im äußeren Gehörgang aufgezeichnet. Diese Untersuchung ist absolut schmerzfrei. Die Ergebnisse werden in den Mutterpass eingetragen. Sind die Ergebnisse schlecht, wird eine Untersuchung bei einem HNO-Arzt empfohlen. Hier erfolgen eine Wiederholung dieser Tests oder auch weiterführende Untersuchungen, um eine Schwerhörigkeit/Taubheit sicher auszuschließen. Das Hörscreening ist sehr wichtig und mittlerweile Standard in den allermeisten Geburtskliniken.

und kann Rückschlüsse auf das Hörvermögen ziehen. Auch Sprachaudiogramme für Kinder bedienen sich natürlich kindgerechter Worte, die dem Wortschatz eines 3–4-jährigen Kindes entsprechen. Vor dem 3. Lebensjahr erfolgen Hörtests in der Regel als Beobachtung von Reaktionen der Kinder auf akustische Reize verschieden lauter »interessanter« Töne (z. B. Wobbel-Töne). Dazu müssen Kinder ausgeschlafen und das Personal erfahren sein.

## 58 Kann ich beim Hörtest schummeln?

Die oben beschriebenen Hörtests wie Tonschwellen- oder Sprachaudiogramm setzen eine aktive Mitarbeit der Patienten voraus. Macht der Patient falsche Angaben, kommen falsche Ergebnisse heraus. Es ist aber praktisch unmöglich, das Hörvermögen »besser zu schummeln«, als es ist – dazu müsste man Wörter erraten (was nicht funktioniert). Natürlich kann man aber vorgeben, deutlich später oder gar nichts zu hören. Experten sprechen von Aggravation (absichtliches Verschlechtern) oder Simulation (Falschangabe). Das fällt erfahrenen Audiometristen meist auf, und sie beherrschen einige »Tricks«, um schummelnde Patienten zu entlarven.

## 59 Gibt es »objektive« Hörtests, bei denen der Patient nicht aktiv mitarbeiten muss?

Man kann zur Überprüfung oder Absicherung der Hörergebnisse auch sogenannte objektive Hörtests durchführen. Gerade bei Babys sind diese Formen der »objektiven Hörschwellenbestimmung« beliebt, da es hier relativ schwer ist, genauere Hörschwellen zu ermitteln. Dabei wäre das aber besonders wichtig, insbesondere um die schwerhörigen und tauben Babys herauszufiltern, um sie schnell zu versorgen. Mangelndes Hörvermögen bedeutet verzögerten oder fehlenden Spracherwerb.

Mittels BERA (brainstem evoked response answer) misst man die Geschwindigkeit, die es braucht, bis ein angebotener Ton als Stromimpuls in der Hörrinde angekommen ist. Dazu werden akustische Hirnströme aufgezeichnet und die Dauer der Stromwellen ausgemessen. Aus dieser »Laufzeit« der Stromwellen vom Innenohr bis zur Hörrinde kann man zuverlässige Rückschlüsse auf die Hörschwelle und auf den Ort der Hörschädigung ziehen, ohne dass der Patient mitarbeiten muss.

## 60 Sind Röntgenuntersuchungen zur Diagnostik notwendig?

Eine Schwerhörigkeit kann durch entsprechende Hörtestungen nachgewiesen werden. So lässt sich das Ausmaß der Höreinschränkung bestimmen. Normalerweise sind keine zusätzlichen Röntgenuntersuchungen nötig, um die Diagnose zu stellen. Nur in wenigen Ausnahmefällen, bei denen anatomische Veränderungen im Bereich des äußeren Ohrs, des Mittel- oder Innenohrs oder sogar im Bereich der Hörbahn oder der Hörrinde als Ursache der Schwerhörigkeit vermutet werden, sind zusätzliche Röntgenuntersuchungen notwendig. Regelmäßig angefordert werden Computertomografien oder Magnetresonanztomografien. Gerade vor operativen Eingriffen sind sie für die Diagnostik zusätzlich nützlich.

## 61 Was wird in einem Lärmgutachten geklärt?

Die Erstellung von sogenannten »Lärmgutachten« gehört zur Arbeit der HNO-Ärzte. Hier soll meist nach Anzeige durch die Berufsgenossenschaft gutachterlich geklärt werden, ob eine Schwerhörigkeit in Zusammenhang mit einer beruflichen Lärmexposition steht und welcher Hörverlust daraus resultiert. Daraus leitet sich eine Minderung der Erwerbsfähigkeit ab (MdE). Die Lärmschwer-

# Hör(Selbst)test

Weniger als 40 % der Menschen ab dem 50. Lebensjahr sind noch normalhörig – der Rest ist bereits mindestens leichtgradig schwerhörig. Folgender Selbsttest soll klären, ob bei Ihnen möglicherweise auch schon eine Schwerhörigkeit vorliegt.

## Mini-Audio-Test (MAT) zur Erfassung von Hörminderungen

| | Wenn Sie die entsprechende Situation nicht kennen, versuchen Sie bitte, sich eine möglichst ähnliche vorzustellen. Bitte antworten Sie spontan und auf alle Fragen. | stimmt | stimmt teilweise | stimmt nicht |
|---|---|---|---|---|
| 1 | Andere sagen mir, dass ich meinen Fernseher zu laut einstellen würde. | | | |
| 2 | Das Zwitschern von Vögeln oder das Zirpen von Grillen höre ich schlecht. | | | |
| 3 | Eine Unterhaltung mit einer anderen Person in einem fahrenden Bus verstehe ich schlecht. | | | |
| 4 | Wenn jemand flüstert, habe ich Probleme, ihn zu verstehen. | | | |
| 5 | Meine Hörprobleme führen zu Missverständnissen mit meinen Gesprächspartnern. | | | |
| 6 | Andere sagen mir, dass ich Hörprobleme haben würde | | | |
| | Summe | | | |

Auswertung:
stimmt: 2 Punkte  /  stimmt teilweise: 1 Punkt  /  stimmt nicht: 0 Punkte

Bei 0 Punkten: alles bestens!
Bei > oder = 2 Punkten: Lassen Sie einen weiterführenden HNO-ärztlichen Hörtest durchführen, wenn Sie zwischen 50 und 59 Jahre alt sind.
Bei > oder = 3 Punkten: Lassen Sie einen weiterführenden HNO-ärztlichen Hörtest durchführen, wenn Sie > 60 Jahre alt sind

Erstellt in Anlehnung an Löhler J, Walther LE, Schlattmann P. Der Mini-Audio-Test (MAT). Screening-Fragebogen zur Ermittlung einer relevanten Schwerhörigkeit ab dem 50. Lebensjahr. LRO 2013; 92(12): 815-822. doi: 10.1055/s-0033-1355342.

hörigkeit ist nämlich eine anerkannte Berufserkrankung (BK 2301). Eine entsprechend lange Arbeit unter Lärmbelastung kann dazu führen. Laut Bundesanstalt für Arbeitsschutz und Arbeitsmedizin (BAuA) ist die Lärmschwerhörigkeit seit Jahren die am häufigsten anerkannte Berufskrankheit in Deutschland. Dabei ist Lärm gut wahrnehmbar, und jeder kann sein Gehör einfach und kostengünstig schützen: Einmal-Ohrstöpsel, Kapselgehörschützer oder individuell angepasster Gehörschutz sind überall gut zu bekommen. Vielen ist gar nicht bewusst, dass Schädigungen des Innenohrs schleichend und irreversibel sind. Die Folgen von Gehörschädigungen am Arbeitsplatz werden als Hörverlust daher oft erst viele Jahre später spürbar, wenn es für einen Schutz zu spät ist.

# SCHWERHÖRIGKEIT: THERAPIE

4

**»Die Botschaft dieses Buches lautet: »Jede Schwerhörigkeit kann versorgt werden.«** Das ist natürlich ein ambitioniertes Ziel, aber dank der Fortschritte in der Diagnostik, der medikamentösen und chirurgischen Therapie und vor allem auch in der apparativen Technik ist eine Hörverbesserung in praktisch allen Fällen möglich. Es ist klar, dass die vielfältigen Ursachen einer Schwerhörigkeit natürlich auch unterschiedliche Therapien erfordern.

## 62 Kann »jede« Schwerhörigkeit behandelt, bzw. das Gehör wiederhergestellt werden?

Eine Reihe von Ohrerkrankungen gehen mit einer vorübergehenden Hörminderung einher. D. h., die Schwerhörigkeit verschwindet, wenn die Ursache behandelt bzw. beseitigt wird. Das gilt beispielsweise für die Verlegung des äußeren Gehörgangs, die Belüftungsstörung bei Allergie oder Schnupfen oder für die akute Mittelohrentzündung. Hier helfen die jeweils notwendigen Medikamente und Maßnahmen wie Inhalationen oder Belüftungstraining (s. Kasten S. 18). Eine rechtzeitige Therapie bringt oft gute Heilerfolge. Ihr HNO-Arzt wird Sie dazu sicher gut beraten. Am Anfang jeder hörverbessernden Maßnahme steht jedenfalls die genaue Ursachenforschung.

Auch eine akute Schwerhörigkeit nach intensiver Lärmbelastung ist meist vorübergehend und kann sich durch Schonung, Ruhe und Medikamente vollständig zurückbilden. Nur chronische Lärmbelastung (häufig berufsbedingt) führt zu einer sogenannten dauerhaften Lärmschwerhörigkeit und macht später das Tragen von Hörgeräten notwendig.

Auch länger anhaltende Einflüsse durch Infektionen oder Giftstoffe schädigen das Innenohr oft dauerhaft. Wenn sich daraus eine chronische Schallempfindungsschwerhörigkeit entwickelt, helfen Hörgeräte, verschiedene Töne wieder wahrzunehmen und Gesprächen besser zu folgen. Das gilt ebenso für eine Altersschwerhörigkeit.

## Kann man das Gehör auch durch eine Operation verbessern?

Für einige Ursachen der Schwerhörigkeit besteht die gute Chance auf eine deutliche Hörverbesserung durch einen operativen Eingriff. Oftmals wird damit das Tragen eines Hörgeräts nicht (mehr) nötig sein. Liegt beispielsweise eine mechanische Störung des Schalltransports durch einen zugewachsenen Gehörgang, durch ein Loch im Trommelfell, durch eine defekte oder versteifte Gehörknöchelchenkette oder durch andere krankhaft-anatomische Veränderungen vor, kann der reibungslose Schalltransport operativ wiederhergestellt werden. Das erfolgt nach korrekter Indikationsstellung durch HNO-Fachchirurgen. Diese Art der Chirurgie ist hochspeziell und wird mithilfe von Operationsmikroskopen unter sterilen Bedingungen durchgeführt.

Nach wie vor werden aber die meisten Innenohrschwerhörigen (darunter zählen auch die Altersschwerhörigen) mit konventionellen Hörgeräten versorgt, solange diese noch ausreichenden Nutzen bringen. Einige Patienten können diese aber aus anatomisch-physiologischen Gründen nicht tragen oder profitieren nicht ausreichend. Manche Patienten haben ständigen Ohrenfluss oder reagieren allergisch auf Silikon. Andere haben gar keinen Gehörgang für ein entsprechendes Ohrpassstück. Für sie stehen hochmoderne implantierbare Hörsysteme zur Verfügung. Diese werden operativ eingesetzt und ersetzen das konventionelle Hörgerät. Der große Vorteil dieser Geräte liegt in ihrer Leistung und der Möglichkeit der Anpassung an anatomische Gegebenheiten – Nachteile sind der Aufwand durch die Operation und der Preis (Lailach & Zahnert, 2016).

## 64 Kann das Tragen eines Gehörschutzes Schwerhörigkeit verhindern?

Es ist unbestritten, dass eine Vielzahl von chronischen Schwerhörigkeiten durch frühzeitigen und konsequenten Lärmschutz vermeidbar gewesen wäre. Gerade die berufliche Lärm-Dauerbelastung (> 85 dB) über acht Stunden/Arbeitstag stellt ein hohes Risiko in der Entwicklung einer chronischen Schwerhörigkeit dar. Das dauerhafte Tragen eines Gehörschutzes ist hier unerlässlich. Jährliche Screeninguntersuchungen in der Bevölkerung zeigen auch, dass Schwerhörigkeit bereits in jungen Altersgruppen weit verbreitet und zunehmend ist. Das hängt natürlich mit den Gewohnheiten junger Menschen zusammen. Lautes Musikhören und häufige Dis-

### Wissen aus der Praxis

Früher galt, dass prinzipiell nur Schallleitungsschwerhörigkeiten operativ behandelt werden können – also die Hörstörungen, deren Ursache in einer gestörten Schallübertragung vom äußeren Ohr hin zum Innenohr zu suchen ist. Ziel der Operation war die möglichst optimale Wiederherstellung eines ungestörten Schalltransports. Das hat sich mit der Entwicklung des Cochlea-Implantats geändert. Mittlerweile kann nämlich auch die hochgradig eingeschränkte bzw. ausgefallene Haarzellfunktion im Innenohr (Ertaubung) durch den operativen Einsatz einer Cochlea-Implantat-Elektrode direkt in die Hörschnecke wiederhergestellt werden. Damit hat die Chirurgie auch die Innenohrschwerhörigkeit erobert und kann diese Schädigung beheben. Jahrelang war in diesem Fall nur eine Hörgeräteversorgung möglich, die bei hochgradiger Schwerhörigkeit bzw. Taubheit keinen Nutzen bringt. In seltenen Fällen liegt der Grund der Schwerhörigkeit im Bereich der Hörbahn, also zwischen Innenohr und der Hörrinde im Gehirn.

ko- oder Konzertbesuche mit hohen Lautstärkepegeln schädigen das Gehör frühzeitig. Hier sind entsprechende Aufklärung und Prophylaxe nötig. Es ist aber auch klar, dass man eine Vielzahl der Ursachen von Schwerhörigkeit selbst schlecht beeinflussen kann (erblich, anatomisch, konstitutionell). Dennoch ist meist eine Erfolg versprechende Behandlungsoption gegeben.

## 65 Welche Behandlungsoptionen bestehen bei Schwerhörigkeit?

Prinzipiell bestehen folgende Therapieoptionen, die natürlich von der Ursache der Schwerhörigkeit abhängen. Ihr HNO-Arzt kann Sie gut dazu beraten.

- konservativ-medikamentös
- operativ
- mit konventionellem Hörgerät/Hörsystem
- mit Hörimplantat

## 66 Was bewirkt eine Spülung des Ohrs?

Eine Spülung des Ohrs soll vorhandene Ohrschmalzpröpfe herausspülen. Die klassische Ohrspülung hat sich über Jahre bewährt, da sie die schmerzhafte und gefährliche Manipulation mit starren Häkchen oder Ösen ersetzt. Wasser bzw. desinfizierende Ohrspüllösungen in Körpertemperatur werden mit leichtem Druck in den Gehörgang gespült. Die Flüssigkeit kehrt am Trommelfell um und fließt wieder heraus. Dabei nimmt sie den Ohrschmalz mit. Dennoch ist die Spülung nicht unumstritten, da der Wasserstrahl selbst zu einer Schädigung des Trommelfells führen kann. Alternativ kann der Gehörgang auch mithilfe kleiner Sauger, Häkchen und Ösen gereinigt werden. All diese Manipulationen sollten nicht vom Patienten selbst durchgeführt werden.

# Bester Schutz für mein Gehör

Hören hat viel mit unserer körperlichen Gesundheit, aber auch mit unserer seelischen und geistigen Verfassung zu tun. Wer gestresst und angespannt ist und sich nicht gut konzentrieren kann, hört meist schlechter. Ein gesunder, ausgeglichener Lebensstil kommt also auch dem Gehör zugute. Immer wieder entspannen, Stress abbauen, eine vernünftige Ohrhygiene und vor allem Lärm vermeiden – damit schonen und schützen wir unser sensibles Hörsystem am besten.

- Musikhören mit Gespür: Laute Diskomusik, ständig dröhnende Rhythmen über Kopfhörer direkt ins Ohr, der voll aufgedrehte Verstärkersound bei Rock- und Popkonzerten – hohe Schalldruckpegel können das Gehör auf Dauer schädigen. Deshalb gilt: runter mit der Lautstärke und die ständige Berieselung immer wieder mal abschalten.

- Lärmschutz im Alltag und am Arbeitsplatz: Wer an einer viel befahrenen Autostraße oder in der Nähe eines Flughafens wohnt oder arbeitet, dem können Schallschutzfenster und andere schalldämmende Maßnahmen in der Wohnung helfen, die andauernde Lärmbelästigung zu vermindern. Auch die Gemeinden sind hier gefragt, etwa indem Lärmschutzwände errichtet, dämpfende Straßenbeläge eingeführt werden und vieles mehr. Erkundigen Sie sich bei Ihrer Gemeinde und bei Umweltämtern, wie Sie Lärmbelastungen gering halten können. Für Arbeiten auf Baustellen, an lauten Maschinen, etwa in der metallverarbeitenden Industrie, und in anderen Berufszweigen, die mit Schalldruckpegeln von über 80 Dezibel belastet sind, gelten gesetzlich vorgeschriebene Hörschutzmaßnahmen, auf die niemand verzichten sollte.

- Gönnen Sie Ihren Ohren Ruhe: Nach einem lauten Tag, nach einer lärmenden Feier – genießen Sie eine Zeit der Stille. Dann können sich Ihre Hörsinneszellen regenerieren. Schalten Sie immer wieder bewusst ab, entspannen Sie sich. Regelmäßige Entspannungsübungen helfen auch Ihrem Gehör.

- Die richtige Ohrpflege: Darin sind sich Hals-Nasen-Ohren-Ärzte einig: Wattestäbchen haben im Ohr nichts zu suchen! Weil sie ihre Ohren besonders gründlich reinigen wollen, verursachen viele Menschen mit Wattestäbchen kleine, oft folgenreiche Verletzungen im Außenohr. Außerdem drücken sie den Ohrschmalz zu fest in den Gehörgang. Damit schaden sie ungewollt ihrem Gehör. Es genügt, die Ohrmuschel sanft mit einem feuchten Tuch zu säubern. Führen Sie keine spitzen Gegenstände ins Ohr ein, etwa um einen Fremdkörper selbst zu entfernen. Hier ist immer ein HNO-Arzt gefragt. Tupfen Sie nach dem Duschen die Ohren vorsichtig mit einem weichen Tuch trocken. Warme, nicht zu heiße Föhnluft kann die Ohren ebenfalls schonend trocknen.

- Badeschutz: Wasser in den Ohren schadet zwar nicht, lässt aber Bakterien leichter vordringen. Damit das Wasser nach dem Schwimmen besser aus dem Ohr ablaufen kann, ziehen Sie ein paarmal am Ohrläppchen, halten Sie dabei den Kopf zur Seite geneigt. Schwimmer mit empfindlichen Ohren tragen am besten Badekappen.

- Ohrstöpsel: Für viele Menschen sind sie ein willkommener Lärmschutz in der Nacht. Achten Sie darauf, die Stöpsel nicht zu tief und fest in den Gehörgang zu pressen. Auch sollten sie gut sitzen und nicht drücken.

- Bei Wind und Wetter: Wenn Sie zu Ohrentzündungen neigen, ziehen Sie bei Zugluft oder Kälte eine Mütze oder ein Stirnband auf, das auch Ihre Ohren schützt.

# 67 Welche Ursachen der Schwerhörigkeit werden wie behandelt?

Tabellarisch sind ausgewählte häufige Ursachen von Schwerhörigkeit und die entsprechenden Therapien aufgeführt.

| Ursache | Therapie |
|---|---|
| Verstopfter Gehörgang | Reinigung/Spülung durch HNO-Arzt |
| Gehörgangsentzündung | Reinigung, medikamentös |
| Mittelohrentzündung | medikamentös |
| Hörsturz | medikamentös |
| Trommelfellverletzung (Loch) | Schienung, ggf. Trommelfell-ersatz-Operation |
| Chronische Mittelohr-entzündung | medikamentös und operativ |
| Altersschwerhörigkeit | i. d. R. Hörgeräteversorgung |
| Angeborene Schwerhörigkeit (auch im Rahmen von Syndrom-Erkrankungen) | operativ-apparativ (Cochlea-Implantat) |
| Akute Lärmschwerhörigkeit | Lärmhygiene, medikamentös |
| Chronische Lärmschwerhörig-keit | ggf. Hörgeräteversorgung |
| Infektionen | medikamentös |
| Knochenwucherung im Ge-hörgang (bei Schwimmern verbreitet) | operativ |
| Belüftungsprobleme | Belüftungstraining, Verbesserung der Nasenatmung, bei Kindern: Adenotomie |
| Otosklerose (Verknöcherung der Gehörknöchelchenkette) | operativ, ggf. auch Hörgeräte-versorgung |

| Verletzungen | ggf. operative Wiederherstellung |
|---|---|
| Vergiftung durch Chemothera-peutika oder Antibiotika | Absetzen, akut ggf. Kortison-therapie, später ggf. Hörgeräte-versorgung |
| Infektion durch ohrschädigen-de Erkrankungen wie Masern, Mumps, Röteln | Behandlung der Grunderkran-kung, ggf. Hörgeräteversorgung |
| Hirnhautentzündung (Meningitis) | frühzeitige Cochlea-Implantation |
| Vererbte Schwerhörigkeit/ Ertaubung | Hörgeräteversorgung oder Cochlea-Implantation |

## 68 Wie wird die Schwerhörigkeit infolge einer Meningitis behandelt?

Eine Meningitis (Hirnhautentzündung) kann durch Viren oder Bakterien (selten auch durch Pilze) ausgelöst werden. Wie bei jeder Meningitis drohen durch die Beteiligung des zentralen Nervensystems auch neurologische Schäden (Nervenschäden) für die betroffenen Patienten. Eine gefürchtete Komplikation ist u. a. die (bleibende) Hörschädigung. Eine Meningitis kann durch die Analyse von Hirnflüssigkeit (Liquor) durch Rückenmarkpunktion gesichert und der Erreger ermittelt werden. Dann ist eine spezifische antibiotische oder antivirale Therapie möglich. Besonderheit: Eine bakterielle Meningitis kann rasch zu einer vollkommenen Verknöcherung der Hörschnecke mit Ertaubung führen. Nach Diagnosestellung (u. a. mit einer Computertomografie vom Schädel) muss daher möglichst schnell noch eine Innenohrprothese im Sinne eines Cochlea-Implantats eingesetzt werden, da dies nach Abschluss der Verknöcherung später nicht mehr möglich ist und der Patient taub bleiben muss.

## Welche Therapie hilft nach einer ohrschädigenden Infektion?

Ohrinfektionen können das äußere Ohr, das Mittelohr und auch das Innenohr betreffen. Prinzipiell können Bakterien, Viren oder auch Pilze für diese Entzündungen verantwortlich sein. Durch eine Abstrichentnahme und die Keimbestimmung ist das meist zu klären und ermöglicht eine erregerspezifische Therapie.

Zum Einsatz kommen lokal entzündungshemmende Cremes oder Tropfen, lokale oder systemische Antibiotika, Virostatika oder Pilzmittel. Besonders bei Übergriffen der Entzündung auf das Innenohr, die Hirnhaut oder angrenzende Nerven ist eine rasche und zielgenaue Therapie essenziell.

## Was tun bei »Druck« auf dem Ohr?

Wie Sie bereits aus dem Exkurs zur Ohrtrompete wissen (s. S. 20/21), ist das Mittelohr über einen Schlauch mit dem Nasenrachen verbunden. Nur eine gute Mittelohrbelüftung ermöglicht das uneingeschränkte Schwingen des Trommelfells und damit das optimale Hören. Ist die Ohrtrompete durch einen Infekt oder durch eine Allergie verschlossen, ist kein Druckausgleich mehr möglich. Die Luft im Mittelohr verschwindet, es entsteht ein Unterdruck, der als unangenehm empfunden wird. Das Trommelfell versteift sich, es entsteht eine Hörminderung mit »Glockengefühl«. Als Gegenmaßnahme sollten abschwellende Nasentropfen verwendet und regelmäßig Druckausgleich geübt werden (»Nase zuhalten und auspusten«). Inhalationen (max. 60 Grad warmes Wasser mit ätherischen Ölen) unterstützen die Funktion der Ohrtrompete. Keinesfalls sollte zu heiß inhaliert oder Rotlicht verwendet werden! Das fördert nur die Schwellung der Ohrtrompete weiter.

## Was tun, wenn es im Ohr »klingelt«?

Geräusche im Ohr sind extrem weit verbreitet und verunsichern Patienten und Ärzte. Geht das Ohrgeräusch schnell wieder vorüber? Ist das Ohrgeräusch ein Alarmsignal für eine andere schwerwiegende Erkrankung? Habe ich einen Tinnitus? All diese Fragen beschäftigen uns. Beobachten Sie sich und lassen Sie Ihre Symptome ärztlich abklären.

## Wie kann Tinnitus therapeutisch begleitet werden?

Die wesentliche Aufgabe des HNO-Arztes ist die Aufdeckung begleitender Hörstörungen durch entsprechende Testungen. Die Versorgung der Hörstörung mit Hörgeräten hat u. a. einen sehr guten Effekt auf die Wahrnehmung, z. B. des Tinnitus. Zusätzlich kann das Hörgerät zusätzlich mit »Tinnitusmaskern« oder »Noisern« ausgestattet werden, um durch aktive Gegentöne von dem Ohrgeräusch abzulenken. Chronischer Tinnitus gilt zum aktuellen Zeitpunkt als unheilbar, kann aber mit einem Hörgerät effektiv behandelt werden. Wirksame Medikamente oder Operationen gegen Tinnitus gibt es nicht, wobei durchblutungsfördernden Wirkstoffen wie den Extrakten des Ginkgo positive Wirkungsweisen auch gegen Ohrgeräusche nachgesagt werden. Belastbare Studien darüber fehlen aber.

## Kann mir bei Tinnitus auch ein Hörsystem helfen?

Tinnitus-Hörgeräte sind dafür entwickelt worden, das Sprachverstehen bei Schwerhörigkeit zu verbessern und gleichzeitig auch störende Ohrgeräusche (Tinnitus) zu reduzieren. Diese Hörgeräte verfügen also über zwei Funktionen: Eine Signalverstärkung im Sinne eines klassischen Hörgeräts und das Verdecken des wahrgenommen Ohrgeräusches. In sehr ruhiger Umgebung erzeugt das

# Gefürchteter Tinnitus

Nach Schätzungen leiden ca. 14 % der Bevölkerung unter länger anhaltenden Ohrgeräuschen, 3–5 % müssen sich deshalb sogar in Behandlung begeben. Das sind enorme Zahlen. Sie belegen, dass das Phänomen »Tinnitus« Millionen Menschen beschäftigt. Heute verstehen wir Tinnitus nicht als eigenständige Krankheit, sondern nur als Symptom, das durch seine Begleiterscheinungen (Komorbiditäten) wie Schlafstörungen, Konzentrationsverlust und Depression zur Krankheit wird. In den allermeisten Fällen handelt es sich um einen »subjektiven Tinnitus«, der nur von dem Patienten wahrgenommen wird, aber nicht objektiv hörbar ist. In über 90 % der Fälle geht Tinnitus mit einer Hörstörung einher. Nach aktueller Lehrmeinung ist die Tinnitusentstehung im Innenohr wahrscheinlich (zusammen mit der Hörstörung). Die gestörte Wahrnehmung und Verarbeitung im Gehirn führt dann zu einem Andauern des Tinnitusgeräusches. In den meisten Fällen wird das Ohrgeräusch nur wahrgenommen, aber belastet nicht wesentlich –, in diesen Fällen ist keine Therapie nötig. In den wenigen Fällen der massiven psychischen Belastung sind Verhaltenstherapien zum Erlernen des Umgangs mit Ohrgeräuschen zu empfehlen. Die störenden Geräusche sorgen für einen deutlich erhöhten Stresspegel und führen häufig zu Unwohlsein, negativen Gedanken und einer verspannten Körperhaltung. Ebenso können sich die Betroffenen nur noch unter Anstrengung konzentrieren, besonders bei zwischenmenschlichen Gesprächen. Das eingeschränkte Sprachverständnis hat zudem zur Folge, dass sich Tinnituspatienten aus dem sozialen Leben zurückziehen. Ein weiteres Problem entsteht, sobald sich die Betroffenen in einer sehr ruhigen Umgebung befinden. Vollkommene Stille wird als äußerst unangenehm empfunden. In Deutschland existieren Fachkliniken zur Behandlung von Tinnituspatienten.

Hörgerät ein Gegengeräusch, das von den eigentlichen Ohrgeräuschen ablenkt. Gerade in dieser Situation werden Ohrgeräusche naturgemäß als deutlich störender empfunden. Das sogenannte Noiser-Programm erzeugt dabei ein Gegenton, um das Gehirn von dem Tinnitus abzulenken. Dieses Geräusch bewirkt eine gezielte Ablenkung des Patienten von seinem eigenen Tinnitus, wodurch das Piepen nach und nach immer weniger wahrgenommen wird. In einigen Fällen kann es zu einem vollkommenen Verschwinden des eigenen Tinnitus kommen. Ein Hörgerät mit Noiser-Funktion eignet sich für Tinnituspatienten, die zugleich auch an einer Schwerhörigkeit leiden.

## Wie wird ein Hörsturz behandelt?

Es existieren keine einheitlichen Leitlinien zur Behandlung des Hörsturzes. Das ist der Grund, warum die Therapie weltweit auch sehr unterschiedlich erfolgt. Beruhigend dabei ist allerdings, dass sich ein Hörsturz auch ohne Behandlung in vielen Fällen verbessert bzw. komplett zurückbildet.

Im deutschsprachigen Raum empfehlen Experten in der Regel aber den Einsatz von Kortison bei nachgewiesenem Hörsturz, wenn keine Gründe dagegen vorliegen. Die Kortisontherapie kann als Kurzinfusion, in Tablettenform oder sogar als Einspritzung direkt in das Mittelohr erfolgen. Aktuell laufen Studien, die den Nutzen der Kortisontherapie belegen und die optimale Dosis ermitteln sollen. Die Erfolgsraten einer Rückbildung des Hörsturzes sind (auch ohne Therapie) gut. Dennoch bleibt die Gefahr einer dauerhaften Hörschädigung oder sogar Ertaubung nach Hörsturz. Natürlich existieren eine Vielzahl von Therapiealternativen wie Sauerstofftherapie, Blutwäsche oder Akupunktur. Vergleichende Studien dazu fehlen in der Regel, wobei aber immer wieder auch von guten Erfolgen berichtet wird (Hesse, 2016).

## 75 Wie kann ich vorbeugend etwas gegen Mittelohrentzündung tun?

Da sich Mittelohrentzündungen in der Regel aus einem banalen Schnupfen mit Schwellung der Ohrtrompete und damit verbundener Mittelohr-Belüftungsstörung entwickeln, sollte man frühzeitig und ausreichend abschwellende Nasentropfen anwenden. Für Babys, Kinder und Erwachsene existieren unterschiedliche Dosierungen – die Tropfen sind frei verkäuflich. Schwangere dürfen keine abschwellenden Nasentropfen verwenden. Nach ca. einer Woche sollten Nasentropfen wieder abgesetzt werden. Auf die Bestrahlung des Mittelohrs mit Rotlicht sollte verzichtet werden.

## 76 Wie wird eine akute Mittelohrentzündung behandelt?

Eine akute Mittelohrentzündung kann durch Viren oder Bakterien verursacht werden und betrifft häufiger Kinder. Oft ist das eine Folge eines einfachen Schnupfens. Das Mittelohr ist nicht mehr belüftet, und Bakterien oder Viren finden hier hervorragende Wachstumsbedingungen. Es entsteht entzündliche Flüssigkeit im Mittelohr, die zu einer Schallleitungsschwerhörigkeit führt (s. Frage 31). In seltenen Fällen können durch giftige Stoffwechselprodukte der Entzündung sogar die Haarzellen des Innenohrs Schaden nehmen und zu einer zusätzlichen Innenohrschwerhörigkeit führen. Abschwellende Nasentropfen und entzündungshemmende Schmerzmittel sind die Mittel der Wahl. In vielen Fällen verkürzen Antibiotika die Krankheitsdauer. Wenn die Flüssigkeit im Mittelohr verschwunden ist, hört der Patient wieder normal. Gelegentlich sucht sich die Entzündung auch den Weg nach außen, das Trommelfell reißt ein. Dann läuft Eiter aus dem Ohr, aber die Entzündung heilt viel rascher ab. Diese schnellere Abheilung kann man durch einen Schnitt im Trommelfell sogar gewollt herbeiführen, ist aber meist nicht nötig.

## Warum bekommen Kinder häufig Mittelohrentzündung?

Eine Mittelohrentzündung entsteht in der Regel nur bei schlechter Mittelohrbelüftung als Fehlfunktion der Ohrtrompete. Das passiert durch eine Verschwellung der Ohrtrompete bei jedem Schnupfen. Bei Kindern ist die Funktion der Ohrtrompete noch nicht ausgereift, sie haben per se eine schlechtere Mittelohrbelüftung als Erwachsene. Die Polypen im Nasenrachen (Adenoide) tragen ebenso zur schlechten Mittelohrbelüftung bei. Zusätzlich neigen sie auch häufiger zu Schnupfen oder stecken sich untereinander durch engen Kontakt an. Aus diesen Gründen entwickeln sie viel häufiger Mittelohrentzündungen als Erwachsene. Statistisch gesehen hat jeder bis zum 8. Lebensjahr mindestens einmal eine Mittelohrentzündung durchgemacht.

## Wie wird die chronische Mittelohrentzündung behandelt?

Eine chronische Mittelohrentzündung ist eine dauerhafte Ohrentzündung, die sich meist auch durch ein bleibendes Loch im Trommelfell auszeichnet. Darüber gelangen immer wieder Bakterien aus dem Gehörgang in das eigentlich sterile Mittelohr und unterhalten Entzündungsprozesse. Die Folgen sind häufiges Ohrlaufen und v. a. Hörstörungen. Es gibt aggressive Formen der chronischen Mittelohrentzündung, die vergleichbar mit Karies im Zahn das Umgebungsgewebe massiv schädigen. Sie können die Gehörknöchelchen zerstören, den Gesichtsnerv angreifen und das Innenohr mit Hörschnecke und Gleichgewichtsorgan schädigen. Chronische Mittelohrentzündungen sind gefährlich, müssen sorgfältig abgeklärt und in der Regel operativ saniert werden. Vorher wird meist eine Computertomografie des Felsenbeins durchgeführt, um das Ausmaß der Schädigung festzustellen. Die Operation wird primär zur Beseitigung der Entzündung und sekundär zur Hörverbesserung durchgeführt. Häufig erfolgt die Wiederherstellung des Gehörs erst in einem zweiten Schritt, wenn die Entzündung sicher beseitigt ist (»second-look-OP«). Die nötigen Operationen nennt man »Mastoidektomie« (Ausbohren des Felsenbeins) und »Tympanoplastik« (Wiederherstellung von Trommelfell und/oder Gehörknöchelchenkette).

## 79 Was versteht man unter einer »Tympanoplastik«?

Unter diesem Begriff versteht man einen ohrchirurgischen operativen Eingriff zur Beseitigung von Schäden am Trommelfell und/oder der Gehörknöchelchenkette. Diese Schäden treten regelmäßig bei einer chronischen Mittelohrentzündung auf. Die chronische Mittelohrentzündung kann dabei unterschiedliche Ausmaße an-

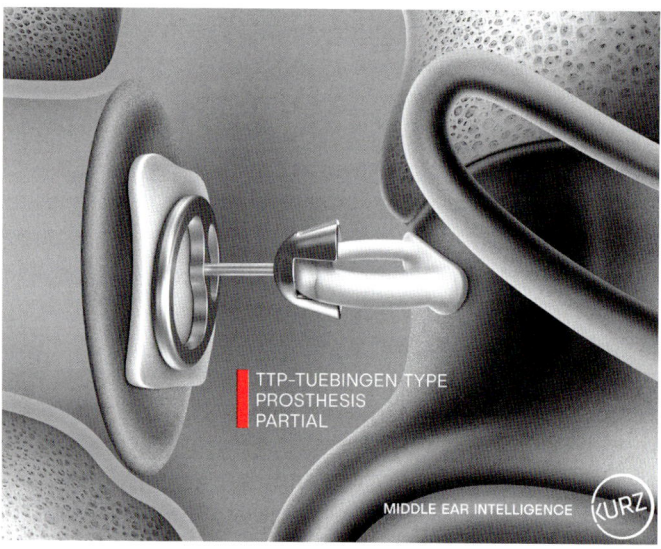

Schematische Darstellung eines Teilersatzes der Gehörknöchelchenkette durch eine Titanprothese. Hier ist der Teil zwischen Trommelfell und Steigbügel ersetzt.

nehmen und von einer reinen Trommelfellschädigung (»Loch« im Trommelfell) bis zur Zerstörung der Gehörknöchelchenkette und Entzündung des gesamten Felsenbeins reichen. Wird bei der Ohroperation nur ein Trommelfelldefekt repariert, spricht man von einer »Tympanoplastik Typ 1«. Wird die Gehörknöchelchenkette ersetzt und damit die Schallübertragung auf das Innenohr wiederhergestellt, spricht man von einer »Tympanoplastik Typ 3«. Alle anderen Tympanoplastik-Typen sind in der modernen Ohrchirurgie nicht mehr relevant. Wenn zur Beseitigung der Entzündung das Felsenbein ausgebohrt werden muss (ähnlich wie Karies aus dem Zahn ausgebohrt wird), spricht man von »Mastoidektomie« bzw. auch »Radikalhöhlenanlage«. Diese Operationen sind hochspeziell, erfordern großes operatives Geschick und Erfahrung und sollten nur von geübten HNO-Chirurgen durchgeführt werden. Heutzutage erfolgen diese mikroskopischen oder endoskopischen Eingriffe meist in Allgemeinanästhesie. Ziele dieser Ohreingriffe sind immer die Beseitigung der Entzündung und die Wiederherstellung der Schallübertragung und damit eine Hörverbesserung (Lailach & Zahnert, 2016).

## Welche Materialien werden bei einer Tympanoplastik verwendet?

Zur Rekonstruktion des Trommelfells werden körpereigene Materialien verwendet. Bewährt haben sich Knorpel, Knorpelhaut oder Muskelhaut, die man bei der Operation im Bereich des Ohrs finden kann. Synthetische Materialien sollten nicht verwendet werden, da sie oft abgestoßen werden und nicht einheilen. Zur Wiederherstellung der Gehörknöchelchen, die durch Entzündung oder Trauma zerstört sein können und teils starke Hörstörungen verursachen, werden heutzutage meist winzige Titanprothesen eingesetzt. Sie sind nur ca. 2–3 mm groß und überbrücken den Mittelohrraum zwischen der Innenseite des Trommelfells und dem Eingang zum Innenohr. Sie ersetzen somit Hammer, Amboss und bei Bedarf auch den Steigbügel und übertragen so den Schall ähnlich gut wie die echte Gehörknöchelchenkette. Hat ein Patient im Rahmen einer Ohroperation eine solche Gehörknöchelchenprothese erhalten, bekommt er einen Prothesenausweis mit Dokumentation des Typs und der Länge. Diese Mittelohrprothesen sind MRT-tauglich.

## Wann ist ein Trommelfellersatz notwendig?

Wenn das Trommelfell im Rahmen einer chronischen Entzündung oder eines Traumas Schaden genommen hat (»Loch im Trommelfell«), dann muss es rekonstruiert werden. Nur ein intaktes Trommelfell kann durch seine Schwingungsfähigkeit den Schall auf die dahinter liegende Gehörknöchelchenkette übertragen. Ein dauerhaftes Loch im Trommelfell ist per se schon eine Form der chronischen Entzündung und führt neben der unweigerlichen Schallleitungsschwerhörigkeit auch zu wiederholten Episoden von entzündlichem Ohrlaufen. Daraus können sich immer auch weitere Komplikationen durch eine lokale Ausbreitung der Entzündung entwickeln. Jedes Trommelfellloch sollte geschlossen werden – meist durch eine kleine Operation.

## Ist die OP einer Trommelfellrekonstruktion riskant?

Eine reine »Tympanoplastik Typ I« (Trommelfellrekonstruktion) ist eine überschaubare Operation für geübte Ohrchirurgen. Sie kann in Lokalbetäubung oder Allgemeinanästhesie durchgeführt werden. In der Regel reicht der operative Zugangsweg über den Gehörgang aus. Zum Einsatz kommt das Operationsmikroskop zur Vergrößerung. Wie bei jeder Operation sind kleine Blutungen, Infektionen oder Narbenbildung nicht gänzlich auszuschließen. Auch heilt das eingebrachte »Material« zum Trommelfellersatz nicht immer zu 100 % ein, sodass Restlöcher auftreten können. Bei jeder Ohroperation wird der Patient auch über mögliche Schädigungen von Nachbarstrukturen mit resultierender Hörminderung, Gleichgewichtsschaden, Gesichtsnervenverletzung oder Geschmacksbeeinträchtigung aufgeklärt – das Risiko hierfür ist für die reine Trommelfellersatz-Operation aber sehr gering.

## Wie wird die Otosklerose therapiert?

Die Otosklerose kann operativ durch den Austausch des Steigbügels (Steigbügelplastik) gegen eine Prothese gelöst werden. Zusätzlich wird ein künstliches Loch in die feststehende Fußplatte operiert, durch das die neue Prothese in das Innenohr geschoben wird. Mittels einer kleinen Öse wird die Steigbügelprothese am langen Ambossfortsatz aufgehängt und fixiert. Dabei hat die eingesetzte Prothese meist eine Größe von 4–5 mm und eine Breite von 0,4–0,5 mm. Die Operation kann auch in Lokalbetäubung durchgeführt werden und bringt in der Regel eine sofortige deutliche Hörverbesserung. Früher ertaubte man an dieser Erkrankung zwangsläufig.

# SCHWERHÖRIGKEIT: HÖRSYSTEM- VERSORGUNG

5

**Viele Ursachen von Schwerhörigkeiten liegen im Innenohr und sind durch einen Schaden der Haarzellen bedingt, unter anderem auch bei der klassischen Altersschwerhörigkeit.** Dadurch ist die Kommunikationsfähigkeit im Alltag beeinträchtigt, eine medikamentöse Therapie oder eine hörverbessernde Operation gibt es nicht.

Die klassische Versorgung der Schwerhörigen erfolgt in diesen Fällen mit Hörgeräten. Diese Erkrankung ist der häufigste Grund für die Verordnung eines Hörgeräts. Welche Art von Hörstörung vorliegt und ob die Notwendigkeit für die Versorgung mit einem Hörgerät bereits besteht, entscheidet Ihr HNO-Facharzt zusammen mit Ihnen.

## Wann brauche ich ein Hörgerät?

Für die Entscheidung, ab wann ein Hörgerät sinnvoll ist, werden die Testergebnisse der tonschwellen- und sprachaudiometrischen Tests herangezogen. Ist die Schallempfindungsfähigkeit eingeschränkt und sind definierte Grenzwerte unterschritten, besteht die Empfehlung für eine Hörgeräteversorgung. Diese Grenzwerte sind unterschritten, wenn auf dem besseren Ohr die Hörschwelle mindestens 30 Dezibel (dB) unter der Normalhörender liegt, oder bei einer Sprachlautstärke von 65 Dezibel (dB) > 20 % der Testwörter nicht mehr erkannt werden.

In Ausnahmefällen kann ein Hörgerät auch bei leichterer Schwerhörigkeit, also unterhalb der oben aufgeführten Indikationsgrenzen, verschrieben werden. Dies gilt insbesondere, wenn der Betroffene durch seine Schwerhörigkeit in seinem Beruf eingeschränkt ist. Ihr HNO-Arzt entscheidet zusammen mit Ihnen, ob eine Hörgeräteverordnung ausgestellt und ein Trageversuch gestartet werden sollte.

## Tipp aus der Praxis

Falsche Eitelkeit ist kein guter Berater! Eine frühe Hörrehabilitation mittels Hörgerät beugt sozialem Rückzug, Demenz und Depressionen vor. Auch sollte eine Hörgeräteversorgung rasch nach Eintreten der Schwerhörigkeit begonnen werden. Eine längere Hörentwöhnung behindert die Gewöhnung an das neue Hörgerät enorm. Zur besseren Einschätzung des Ausmaßes der Hörbehinderung werden vor und nach der Hörgeräteversorgung Patienten-Fragebögen verwendet. Diese werden sowohl für die Indikationsstellung als auch später zum Nachweis des Erfolgs einer Hörrehabilitation herangezogen. Diese Fragebögen werden durch die kassenärztlichen Vereinigungen (KV) der Länder zur Verfügung gestellt und dienen dem Qualitätsnachweis der Versorgung. Sie sind Voraussetzung auch für die Abrechnung gegenüber den Krankenkassen.

## Was passiert nach der Verschreibung eines Hörgeräts?

Die Aufgabe des HNO-Arztes ist die Feststellung der Notwendigkeit eines Hörgeräts (Indikation). Die Beratung zu technischen Lösungen erfolgt in der Regel bei einem Hörgeräteakustiker. Um sich ein Hörgerät auszusuchen und anpassen zu lassen, geht man mit der Verordnung des Hals-Nasen-Ohren-Arztes zum Hörgeräteakustiker. Der Hörgeräteakustiker fertigt einen Abdruck des Gehörgangs an, um ein Ohrpassstück (Otoplastik) – also den Teil des Hörgeräts, der im Ohr sitzt – individuell herstellen zu können. Gemeinsam mit dem Akustiker sucht sich der Betroffene ein für seine Bedürfnisse passendes Hörgerätemodell aus. Die technischen Notwendigkeiten und der Tragekomfort sollten hier an erster Stelle stehen. Neben den akustischen Aspekten sind für viele Träger von

Hörgeräten auch kosmetische Aspekte entscheidend (»Im-Ohr-« oder »Hinter-dem-Ohr-Geräte«).

Im Anschluss übernimmt der Akustiker die technische Feinein-stellung des Geräts. Er passt die Verstärkung an das Hörempfinden des Betroffenen und an die in den Hörtests erhobenen Daten an. Zudem gibt er Tipps zum richtigen Umgang mit dem Hörgerät, etwa beim Telefonieren oder bei lauten Umgebungsgeräuschen, sowie zur richtigen Pflege, zum Beispiel zu Reinigung und Batte-riewechsel. Hörakustiker stellen geeignete Varianten zur Probe zur Verfügung. Dabei spielen jedoch nicht die Länge der Erprobung, sondern oft der erste Höreindruck und das Handling der Hörsyste-me die entscheidende Rolle. Ist die oder der Betroffene mit der Einstellung zufrieden, nimmt sie/er einen abschließenden Kon-trolltermin beim Hals-Nasen-Ohren-Arzt wahr. Dieser überprüft, ob das Hörgerät gut sitzt und die Schwerhörigkeit entsprechend ausgeglichen werden kann. Auch hier kommt wieder der Patienten-Fragebogen zum Einsatz. Die Angaben werden mit den Angaben vor der Versorgung verglichen.

Der HNO-Arzt prüft sorgfältig den Sitz und die Funktion des Hörgeräts. Er überzeugt sich also von seinem Nutzen, bevor er dies mittels Unterschrift auf der Verordnung bestätigt. Meist wird dafür ein Tonschwellenaudiogramm mit und ohne Hörgerät aufgezeich-net. Die »verbesserte« Hörkurve wird als Aufblähkurve bezeichnet und sollte einen deutlich geringeren Hörverlust aufweisen. Besser sind die Durchführung eines Sprachaudiogrammes mit/ohne Hör-hilfe und die Ermittlung des Zugewinns an Einsilberverstehen durch das Hörgerät. Ziel sollten immer 90 % Einsilberverstehen bei 65 dB Lautstärke sein. Zur optimalen Überprüfung kann die soge-nannte Lautheitsskalierung erfolgen (Abfrage des Hörens in ver-schiedenen Lautstärken) oder auch die In-situ-Messung direkt im Gehörgang.

## Welche Aufgaben hat wer?

Die Hörgeräteversorgung liegt in den Händen der HNO-Fachärzte
(in der Grafik rot) und der Hörgeräteakustiker (blau). Folgendes
Schaubild erklärt die enge Kooperation und Aufgabenverteilung:

| | | | |
|---|---|---|---|
| • Diagnostik Hörstörung | • vergleichende HG-Anpassung | • Abschluss-untersuchung | • Service und Reparatur |
| • Indikations-stellung | • zusätzliche Hörhilfen? | • Kommunikation ausreichend Akzeptanz? | |
| • Akzeptanz-abschätzung | • Ohrabdruck-nahme | • AG/Sprachaudio | |
| • HG-Verordnung (Antrag) | | • persönlicher Eindruck | |
| | | • HG-Verordnung Abschluss | |

## Muss ich mein Hörgerät selbst bezahlen?

Wenn Ihr Arzt feststellt, dass Sie ein Hörgerät benötigen, ist jede
gesetzliche Krankenkasse dazu verpflichtet, eine Kostenübernahme bis zu einem bestimmten Festbetrag zu leisten. Im Preis enthal-
ten sind die Hörtestungen und die Kosten für die Anpassung. Für
Privatversicherte ergibt sich eine Beteiligung der Krankenversicherung aus dem individuellen Vertrag. In Deutschland wird jährlich
eine wachsende Zahl von Hörgeräten verkauft – aktuelle Zahlen
liegen bei ca. 1,6 Millionen/Jahr. Dabei müssen auch zuzahlungs-
freie »Kassengeräte« Mindestanforderungen erfüllen: Digitaltech-
nik, vier oder mehr Kanäle (für unterschiedliche Tonfrequenzen,
anpassbar auf den Hörverlust im jeweiligen Frequenzbereich), drei
oder mehr Hörprogramme (zum Beispiel für Restaurantbesuche
oder Fernsehen), Rückkopplungs- und Störschallunterdrückung
sowie Verstärkungsleistung über 75 Dezibel (bei an Taubheit gren-
zender Schwerhörigkeit). Soll das Gerät mehr Technik und Komfort
leisten, muss der Patient in der Regel eine Zuzahlung leisten. Man
sollte aber wissen, dass man mit teureren Hörgeräten nicht auto-

## Tipp aus der Praxis

Achten Sie darauf, dass die Hörgeräte auch eine Induktionsspule haben, auch wenn dies seitens der Festbetragsbeschreibung nicht zwingend vorgesehen ist. Außerdem sollten Sie darauf achten, dass die Hörgeräte einen Audioeingang haben, damit Sie ggf. Zusatzgeräte (wie z. B. Übertragungsanlagen) anschließen können. Informationen zu Richtlinien und Festbeträgen finden Sie unter:

www.schwerhoerigen-netz.de/hoergeraeteversorgung/gesetze-richtlinien-festbetraege/?L=0

matisch besser hören kann. Wenn ein teureres Gerät jedoch medizinisch notwendig ist, sollte man bei seiner Krankenkasse nachfragen, ob die Mehrkosten übernommen werden. Die Kosten für Batterien übernimmt die Krankenkasse nur bis zum vollendeten 18. Lebensjahr.

## 88 Wie viele Hörgeräte werden in Deutschland jährlich verkauft?

Allein im Jahr 2020 wurden ca. 1,2–1,3 Millionen Hörgeräte verkauft. Komischerweise tragen aber nur ca. 2,2 Millionen Menschen insgesamt regelmäßig ein Hörgerät. Bei ca. sechs Millionen mittel- bis schwergradig Schwerhörigen in Deutschland ist damit gerade einmal ein Drittel der Patienten versorgt. Dabei macht der Hörgerätemarkt ca. zwei Milliarden Euro Umsatz. Der Anteil der GKV-Leistungsausgaben lag dabei bei knapp einer Milliarde Euro – Rang eins in der Ausgabenliste für Hilfsmittel. Bei der aktuellen Bevölkerungsentwicklung wird die Zahl an hörgerätepflichtigen Menschen weiter steigen. Ein enormer Markt auch in der Zukunft.

## 80 Ist es ein Hörgerät oder ein Hörsystem?

Hörhilfen gibt es seit dem 17. Jahrhundert. Erste »Hörgeräte« waren aber nur trichterförmige Rohre, die den Schal bündelten und direkt in den Gehörgang leiteten. Gewisse Schallverstärkungen waren damit aber möglich. Selbst Ludwig van Beethoven ließ sich 1813 solch ein »Hörrohr« anfertigen. 1898 entwickelte dann der US-Ingenieur Miller Reese Hutchison das erste elektrische Hörgerät, das auf dem Prinzip des Telefons aufbaute. Der Schall wurde verarbeitet und verstärkt in den Gehörgang abgegeben. Heutzutage sind Hörgeräte kleine Hochleistungscomputer mit viel Technik, die man den individuellen Bedürfnissen und der Umgebung dynamisch anpassen kann. Die technische Entwicklung dieser Geräte in den letzten Jahrzehnten ist enorm. Es gilt: immer kleiner und leistungsstärker. Hörgeräte werden deshalb heute als Hörsysteme bezeichnet, da die kleinen technischen Wunderwerke sehr komplex aufgebaut sind und im Inneren an einen Computer mit Chips und Sensoren erinnern. Diese sind in verschiedensten Bauformen und Ausstattungsvarianten erhältlich.

Lange Zeit galt, dass man Hörsysteme sehr gut vor Umwelteinflüssen schützen müsse. Moderne Produktionsverfahren und perfekte Passgenauigkeit bei Gehäuseteilen sorgen inzwischen für eine besondere Robustheit gegenüber Wasser und Staub. Mit dem Einsatz von Akkutechnik entfällt zudem die Batterieöffnung, über die oft Feuchtigkeit ins Gerät wandern konnte.

## 90 Welche »Technik« steckt in einem modernen Hörsystem?

Zur Standardausstattung moderner Hörsysteme gehören Richtmikrofone, Störgeräuschunterdrückung und eine Rückkopplungskontrolle (die das lästige Pfeifen vermindert). Je nach Alltag und Anforderung des Nutzers stehen weitere technische Highlights zur Verfügung, die im Wesentlichen zur Verbesserung des Klangs, des

Sprachverstehens und des Musikhörens beitragen. So erkennen Hörsysteme beispielsweise die Stimme ihres Besitzers und beziehen diese nicht in die Verstärkung ein. Der manchen Nutzern bekannte, aber ungewohnte Klang der eigenen Stimme lässt sich damit deutlich reduzieren. Auf den Nutzer und seine Vorlieben abgestimmte Störgeräuschunterdrückungen verhindern, dass Lärm oder Windgeräusche wichtige Sprachanteile verdecken. Auf Wunsch aktiviert der Nutzer Komfortprogramme, die unerwünschte Geräusche minimieren, die Ansprechbarkeit aber weiter gewährleisten. Bis zu drei Mikrofone fangen die akustische Umgebung fast so detailliert wie unsere Ohrmuschel ein, und leistungsfähige Lautsprecher erzeugen einen natürlichen Klang, der einen größeren Umfang hat als manch guter Kopfhörer. Damit wird das Hören mit Hörsystemen so natürlich, dass oft nur Nutzer, die noch die älteren Geräte kennen, diese Vorzüge bemerken. Und auch aus anderen Systemen bekannte Technologien halten Einzug: Bewegungssensoren, Vitalwertbestimmung, Gestensteuerung und Sprachassistenten sind erhältlich.

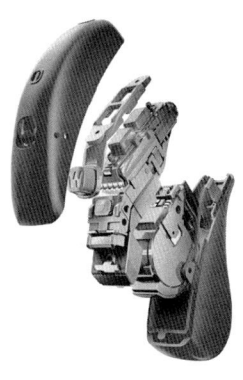

Zu großen Vereinfachungen führte die Einführung der Lithium-Ionen-Akkus: Mit einer Ladung laufen Hörsysteme ca. 20 Stunden und können in kurzer Zeit in komfortablen Ladeetuis aufgeladen werden. Der motorisch anspruchsvolle Wechsel kleiner Hörgeräte-Batterien entfällt damit auf Wunsch. Während des Ladezyklus werden die Hörsysteme in einigen Etuis bereits gereinigt und getrocknet.

Modernes Hörgerat mit Schirmchen, Schallschlauch und Gerät.
(Foto: Widex Hörgeräte)

Viele dieser technischen Helfer werden im Höralltag einzeln nicht unmittelbar spürbar – die Nutzer berichten aber zunehmend von einem deutlich entspannterem Hören, weniger Stress und mehr Freude am Zuhören auch in akustisch komplexen Situationen wie an der Bar oder im Gespräch mit mehreren Angehörigen oder Freunden. Hörsysteme senken also die Höranstrengung, wie Studien belegen.

## Warum unterscheiden sich die Bauformen der Hörgeräte?

Prinzipiell gibt es die »Hinter-dem-Ohr-Geräte« mit entsprechend dichtem Ohrpassstück. Wie der Name sagt, werden diese Hörgeräte unauffällig hinter dem Ohr getragen und stellen über eine kleine Verbindung den Schall im Gehörgang des Ohrs zur Verfügung. Die klassische Form arbeitet hier mit einem sogenannten Schallschlauch, durch den der verstärkte Schall aus dem Hörsystem über ein Ohrpassstück in den Gehörgang geleitet wird. Diese klassischen Geräte haben enormes Verstärkungspotenzial. Hauptanwendung findet diese Form bei hohen Hörverlusten und in der Hörgeräteversorgung von Kindern. Sehr beliebt sind auch Hörsysteme, bei denen man den Lautsprecher komplett auslagert und im Gehörgang platziert (»Ex-Hörer« oder »RIC« genannt). Die meisten Patienten in Deutschland entscheiden sich aktuell für diese Bauform. Der hinter dem Ohr getragene Teil ist oft noch unauffälliger als bei der klassischen Variante. Der Klang des Lautsprechers im Gehörgang besticht durch besondere Klarheit und Präzision.

## Für wen ist welche Bauform günstig oder passend?

Aus kosmetischen Gründen werden von vielen die sogenannten »Im-Ohr-Geräte« bevorzugt, die als »Ohrmuschelgeräte« oder als winzige »Gehörgangsgeräte« existieren. Bei »Im-Ohr-Geräten« findet man keine Komponente mehr hinter dem Ohr, sondern es wird die gesamte Technologie in einer maßgefertigten, im Gehörgang sitzenden Schale untergebracht. Durch die unauffällige und gut geschützte Platzierung im Gehörgang kann das »Im-Ohr-Hörsystem« zudem die natürlichen Funktionen des Richtungshörens und der Schallbrechung an der Ohrmuschel nutzen.

Im Gegensatz zu den hinter dem Ohr getragenen Hörsystemen erlauben aber nicht jede Gehörgangsanatomie und nicht jeder Hörverlust die Verwendung eines »Im-Ohr-Hörgeräts«.

## Welche Hörgeräte stehen mir zur Auswahl?

Um Hörsysteme optisch ansprechend zu gestalten, stehen verschiedenste Gehäusefarben zur Verfügung. Neben den klassischen Hautfarbtönen stehen Silbertöne, Haarfarben und Schwarz hoch im Kurs. Aber auch eine auffällige farbliche Gestaltung ist möglich. Bei der Größe der Geräte gibt es Wahlmöglichkeiten, die im Wesentlichen von der genutzten Batterieform abhängen. Mit der kleinsten Hörsystem-Batterie »10-Zink-Luft« lassen sich die kompaktesten Hörsysteme als »Im-Ohr-« oder »Hinter-dem-Ohr-Gerät« realisieren.

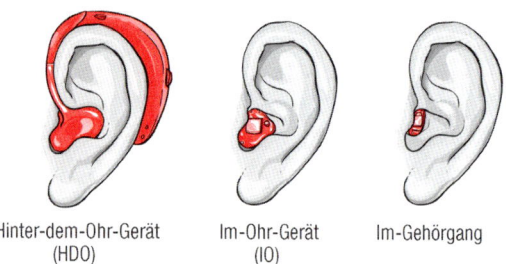

| Hinter-dem-Ohr-Gerät | Im-Ohr-Gerät | Im-Gehörgang |
| (HDO) | (IO) | |

Darstellung der verschiedenen Bauformen von konventionellen Hörgeräten. Diese reichen von kleinen »Im-Gehörgang-Geräten« (rechts) bis hin zu größeren »Hinter-dem-Ohr-Geräten« (links).

## Tipp aus der Praxis

Prinzipiell gilt: Je kleiner der Verstärkungsbedarf ist, desto kleiner (und unauffälliger) kann auch das Hörgerät sein. Maßgeblich für die Wahl der Form sind die anatomische Situation und der Hörverlust des Patienten. Gerade bei Schwerhörigkeiten im Tieftonbereich muss der Gehörgang gut abgedichtet sein, damit das Hörsystem ausreichend Nutzen bringt. Der Hörgeräteakustiker berät hier und passt an. In ganz wenigen Fällen vertragen Patienten das Tragen von Hörgeräten bzw. der Ohrpassstücke aber nicht. Es kann zu chronischem Gehörgangsekzem, Juckreiz und Ohrlaufen kommen. Wenn trotz allem das Problem bestehen bleibt, könnte der Patient ein Kandidat für ein sogenanntes implantierbares Hörsystem sein (s. Frage 104)

## Was versteht man unter »offener« und »geschlossener« Hörgeräteversorgung?

Bei diesen Begriffen geht es um die Möglichkeit, den Gehörgang teilweise offen zu lassen oder komplett mit dem Ohrpassstück zu verschließen. Die offene Versorgung bietet den Vorteil, den Gehörgang nicht dicht zu verschließen. »Natürliches« Hören ist noch möglich, Patienten leiden seltener unter dem »Verstopfungseffekt« (Okklusionseffekt) des Ohrs, und durch die Luftzirkulation in den Gehörgang haben gerade Patienten mit chronischen Ohr- oder Gehörgangsproblemen bessere Bedingungen. Der Nachteil ist der Verstärkungseffekt. Gerade höhergradige Schwerhörigkeiten im Tieftonbereich lassen sich ohne Abdichtung des Gehörgangs mit Ohrpassstück nicht ausreichend versorgen. Als Faustregel gilt: Je höhergradig die Schwerhörigkeit (v. a. im Tieftonbereich), desto geschlossener muss die Versorgung sein.

## 95 Kann ich mein Hörsystem mit dem Fernseher oder Smartphone verbinden?

Immer mehr technische Geräte sind miteinander verbunden, um noch mehr Funktionen für den Nutzer zu schaffen – so auch Hörsysteme. Mit ihren Schnittstellen lassen sich viele Hörsysteme heute mit allen gängigen Smartphones, TV-Geräten und Tablets verbinden. Damit werden diese nicht nur zum Wireless-Kopfhörer oder -Headset für lange Telefonate oder zum Musikhören beim Sport und in der Freizeit, sondern lassen sich sehr bequem und umfangreich bedienen: Lautstärke, Hörprogramme, aber auch Klang und sogar die Mikrofonausrichtung lassen sich so vom Nutzer anpassen. Verschiedene Sensoren liefern auf Wunsch Informationen für die Gesundheits-App oder informieren vorab festgelegte Notfallkontakte bei einem Sturz oder in anderen Notfällen.

Dabei geht die Entwicklung rasant voran: Mittlerweile können Apps das Gehörte in Echtzeit in Textform auf das Smartphone bringen (zum Mitlesen), und Hörgeräte können von Ihrem Hörgeräteakustiker »ferngewartet« werden.

## 96 Was versteht man unter Lyric-Hörsystem und Hörschmuck?

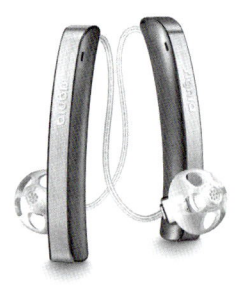

Unter diesen Begriffen versteht man moderne Hörsysteme, die in keine der bisher genannten Hörgerätekategorien passen: Das Lyric-Hörsystem – die Kontaktlinse fürs Ohr – wird sehr tief im Gehörgang platziert und kann dort für viele Wochen verbleiben. So können die Nutzer den Ausgleich ihres Hörverlustes über einen längeren Zeitraum fast vergessen. Beim Hörschmuck ver-

Moderner Schmuck mit eingearbeiteten Hörsystemen. (Foto: Signia GmbH)

stecken sich die technischen Komponenten des Hörsystems in einem Schmuckstück, das in verschiedensten Ausführungen vom Ohrstecker bis zum Ohrring erhältlich ist. Dabei handelt es sich um echte Unikate, die ähnlich wie ein RIC-Hörgerät den Schall über einen kleinen, im Gehörgang liegenden Lautsprecher abgeben.

## Wie kann ein Hören auf die Entfernung verbessert werden?

Hörgerätemikrofone können ihr Umfeld (ca. drei Meter um den Nutzer herum) sehr gut erfassen – sie sind also im Nahfeld effektiv. Nimmt aber die Entfernung zur Schallquelle zu, ist das Hören trotz Hörgerät oft deutlich eingeschränkt. Hier können das Hören und die Sprachverständlichkeit mit kleinen, schnurlosen Mikrofonen deutlich verbessert werden. Klanginformationen werden über das externe Mikrofon direkt auf das Hörsystem übertragen und ermöglichen so bestes Sprachverstehen auf große Distanz. Fast alle Hersteller haben Lösungen im Angebot, mit denen man in Vorträgen, beim Fahrradfahren oder auf der Familienfeier trotz Schwerhörigkeit alles gut verstehen kann.

## Was sind drahtlose Übertragungsanlagen und wie funktionieren sie?

Die drahtlosen Übertragungsanlagen funktionieren nach dem Sender-Empfänger-Prinzip. Der Sender ist am Sprecher, der Empfänger ist ein Modul am Hörgerät. Seit 2013 wird diese Übertragungstechnik mittels »remote microphones« realisiert und bietet digitale Übertragungsqualität. Auch kann man Sendemodule wie ein Mikrofon auf den Tisch legen und Störgeräusche ausblenden. Die Trennung von Sprache und Störgeräusch verbessert das Sprachverstehen enorm. Denn Sprachverstehen mit Hörgeräten nimmt mit dem Abstand und der Menge an Störgeräuschen enorm ab. Gerade im Restaurant, beim Fernsehen, in Meetings oder während sozialer Aktivität sind diese Systeme sehr hilfreich – digitale Audiosignale werden direkt in die Hörsysteme gesendet.

## 90 Wie wirkt sich das Tragen einer Mund-Nasen-Maske auf das Sprachverstehen aus?

Das Tragen der Mund-Nasen-Maske ist gerade für Hörgeräteträger ein echtes Problem. Nicht nur, dass sie mit ihren »Hinter-dem-Ohr-Hörgeräten« meist selbst Schwierigkeiten im Tragen der Mund-Nasen-Maske haben. Das Gesprochene ihres Gegenübers wird nach Messungen auch bis zu 19 dB gedämpft. Dazu entfällt das Lippenlesen, das bei vielen hochgradig Schwerhörigen zum besseren Sprachverständnis beiträgt.

## 100 Was kann man tun bei einer teilweisen Taubheit?

Für diese »Sondersituation« sind moderne Hörsysteme entwickelt worden. Sie sind eine Komposition aus einem konventionellen Hörgerät und einem Cochlea-Implantat. Man nennt das System »elektrisch-akustische-Stimulation (EAS)«. In dem Frequenzbereich, in dem der Patient noch eine eigene Hörleistung hat, verstärkt das System ähnlich wie ein Hörgerät. Der Frequenzbereich, der taub ist, wird mittels Cochlea-Elektrode elektrisch stimuliert. Teilweise Taubheit in einem definierten Frequenzbereich kann somit gut versorgt werden.

## 101 Macht ein Hörgerät bei einseitiger Taubheit Sinn?

In einigen Fällen macht auch die Versorgung eines tauben Ohrs mit einem Hörgerät Sinn. Heute weiß man, dass einseitige Taubheit zu einem enormen Nachteil beim Hören im Störgeräusch führt. Die typische Alltagssituation ist die größere Kaffeerunde oder der Stammtisch. Wenn einige durcheinandersprechen und Hintergrundlärm existiert, versteht der einseitig taube Patient so gut wie nichts mehr. Dieses Phänomen bezeichnet man als »Cocktailparty-Effekt«. Prinzipiell sollte deshalb jede einseitige Taubheit versorgt werden, bestenfalls durch eine Cochlea-Implantation (s. Frage 108). Ist dies aber nicht möglich, sollte das taube Ohr mit einem Hörgerät versorgt werden. Das hat nur den Sinn, Töne per Funk auf das Hörgerät der Gegenseite zu übertragen. Man wird so auf der tauben Seite ansprechbar und tritt aus dem Schallschatten raus. Diese Art der Versorgung nennt man CROS-Versorgung (»contralateral routing of signal«). Benötigt das »bessere« Ohr ebenfalls schon eine Verstärkung durch ein Hörgerät, spricht man von BICROS-Versorgung. In einigen Fällen kann auch die Versorgung mit einem Knochenleitungshörgerät sinnvoll sein (s. Frage 105).

## Was tun bei fehlendem Hörgewinn?

Natürlich können auch Hörgeräte nicht jede Hörstörung ausgleichen und haben gewisse Leistungsgrenzen. Auch wenn moderne Hörgeräte heute enormes Verstärkungspotenzial haben, gibt es Patienten, die von ihren Hörgeräten im Alltag nicht ausreichend profitieren. Dabei hören Patienten oft Töne und Geräusche, verstehen die gesprochenen Worte aber nicht. Deshalb ist zur Überprüfung des Nutzens angepasster Hörgeräte auch das Verstehen von Worten (Einsilbern) zu prüfen. Um Alltagssituationen so echt wie möglich nachzustellen, werden die Hörtestungen von Hörgeräten auch unter bestimmten Störgeräuschen durchgeführt. Der HNO-Arzt hat jetzt die Aufgabe, zunächst alle medizinischen Ursachen für eine Hörverschlechterung (z. B. Ohrschmalzpfropf oder Hörsturz) auszuschließen. Der Hörgeräteakustiker ist für die optimale technische Anpassung der Hörgeräte zuständig. In manchen Situationen ist dabei auch die Erprobung von sogenannten FM-Anlagen hilfreich zur Verbesserung der Wortverständlichkeit.

## Welche Alternativen gibt es zu den »konventionellen« Hörgeräten?

Eine kleine Zahl von Patienten erreicht aufgrund ihrer Schwerhörigkeit mit normalen Hörgeräten kein ausreichendes Wortverstehen. Sie haben oft einen langen Leidensweg mit großer Frustration hinter sich. Auch kann es vorkommen, dass sie aus medizinischen oder anatomischen Gründen gar kein normales Hörgerät tragen können. Vielleicht fehlt die Ohrmuschel zum Tragen des Hörgeräts oder der Gehörgang ist gar nicht offen. Manche Patienten reagieren nach Einsetzen des Hörgeräts schnell mit Hautreaktionen (Gehörgangsekzem) oder mit chronischem Ohrlaufen. Für diese wenigen Problempatienten gibt es mittlerweile eine Vielzahl von alternativen Hörsystemen. Diese Systeme werden operativ eingesetzt und sind sehr leistungsstark. Man spricht von »implantierbaren Hörsystemen«. In den Leitlinien der Deutschen Gesellschaft für Hals-Nasen-Ohren-Heilkunde steht geschrieben: »Eine Indikation für ein implantierbares Hörgerät besteht in der Regel bei Patienten, die aus medizinischen oder audiologischen Gründen nicht mit Hörgeräten konventioneller Bauart versorgt werden können und bei denen von einem implantierbaren Hörsystem ein dauerhaft besseres Hörvermögen erwartet werden kann« (Lenarz, Schmuziger, & al, 2020). Sollten Sie also mit Ihrem aktuellen Hörgerät bzw. dem Sprachverstehen trotz optimaler Anpassung absolut nicht zufrieden sein oder können Sie Ihr Hörgerät aus besonderen Gründen gar nicht tragen, dann erkundigen Sie sich nach einer Alternative bei Ihrem HNO-Arzt. Für sogenannte »Problempatienten« gibt es interessante Lösungen.

## Was ist ein »implantierbares Hörsystem«?

Wie das Wort sagt, werden diese Hörsysteme in den Körper implantiert. Die Operation erfolgt in der Regel in Allgemeinanästhesie in entsprechenden Fachkliniken. Es gibt Knochenleitungshörsysteme, die in den Schädelknochen eingesetzt werden und Töne als Vibrationen über den Knochen zum Innenohr transportieren. Auch können Hörsysteme direkt in das Mittelohr eingesetzt werden, um dort die Schallübertragung über die Gehörknöchelchenkette zu verstärken. Man spricht von Mittelohr-Implantaten. In beiden Fällen muss ein Restgehör vorhanden sein, was durch entsprechende Schallverstärkung genutzt wird. Sollte der Patient komplett ertaubt sein (z. B. nach Hörsturz oder taub geboren), kann sogar die ausgefallene Innenohrfunktion durch die Einlage einer winzigen Elektrode in die Hörschnecke wiederhergestellt werden. Das ist das Prinzip des Cochlea-Implantats.

### Tipp aus der Praxis

Ob Sie für den Einsatz eines implantierbaren Hörsystems in Betracht kommen, muss von Ihrem HNO-Arzt anhand Ihrer Krankengeschichte und Ihrer Hörleistungen erörtert werden. Im Regelfall geht jeder geplanten Hörsysteme-Implantation ein dokumentierter Hörgerätetrageversuch mit fachmännischer Optimierung der Hörgeräteversorgung voraus. Lassen Sie sich gut beraten!

## Wie funktioniert ein Knochenleitungshörsystem und für wen ist es sinnvoll?

Ein Knochenleitungshörsystem nutzt eine geniale Eigenschaft: Schall erreicht über den Schädelknochen unter Umgehung der luftleitenden Schallwege (Gehhörgang, Mittelohr) direkt das Innenohr und wird hier gehört. Sie hören eine angeschlagene und auf den Schädelknochen aufgesetzte Stimmgabel auf dem Ohr, auch wenn Sie sich den Gehörgang zuhalten (s. Exkurs Stimmgabeltest, S. 42). Vergleich: Sie hören das Bohren das Nachbarn auch fortgeleitet über die Wand in mehreren Etagen, obwohl die Türen verschlossen sind! Schall breitet sich also mittels Vibrationen auch über feste Materie aus und ist nicht auf die Übertragung in der Luft angewiesen.

Gerade Patienten, deren Innenohr gut funktioniert, der Schall aber aus verschiedenen Gründen das Innenohr gar nicht erreichen kann (Schallleitungsschwerhörigkeit), profitieren von einem Knochenleitungshörgerät enorm. Beispielsweise kann es den Grund geben, dass der Gehörgang gar nicht angelegt oder dauerhaft verschlossen ist. Auch gibt es chronische Mittelohrprozesse, die den Schalltransport zum eigentlich funktionsfähigen Innenohr blockieren. Knochenleitungshörgeräte existieren in verschiedenen Bauformen als implantierbare sichtbare Knochenschrauben BAHA

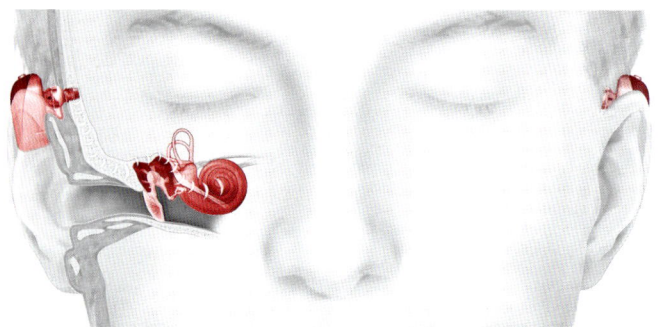

Wirkungsweise eines Knochen-verankerten Hörsystems (BAHA= bone anchores hearing aid). Der äußerlich aufgesetzte Sprachprozessor wandelt den Schall in Schwingungsenergie um, die auf die implantierte Knochenschraube übertragen und dann über den Schädelknochen bis zum Innenohr fortgeleitet wird. Das Bild zeigt die Implantatposition schräg über dem Ohr mit aufgesetztem Sprachprozessor. (Abb. dieser Doppelseite: © Cochlear Limited 2020)

(bone anchored hearing aid von Cochlea) oder als unsichtbare Implantate, die in den Schädelknochen einoperiert werden (z. B. Bonebridge von Med-El). Außen sitzen aber immer die Sprachprozessoren, die Töne registrieren und in Vibrationen umwandeln. Diese Vibrationen werden dann über den Schädelknochen fortgeleitet gehört. Die Funktionsweisen von Knochenleitungshörgeräten kann man mit Stirnband oder Bügel auch mittels aufgeklebten Systemen testen und erproben.

## 106 Können einseitig Taube auch von einem Knochenleitungshörgerät profitieren?

Die optimale Versorgung einer angeborenen oder erworbenen einseitigen Taubheit ist das Cochlea-Implantat. Es gibt aber auch Gründe, die gegen diese Versorgungsmöglichkeit sprechen (Dauer

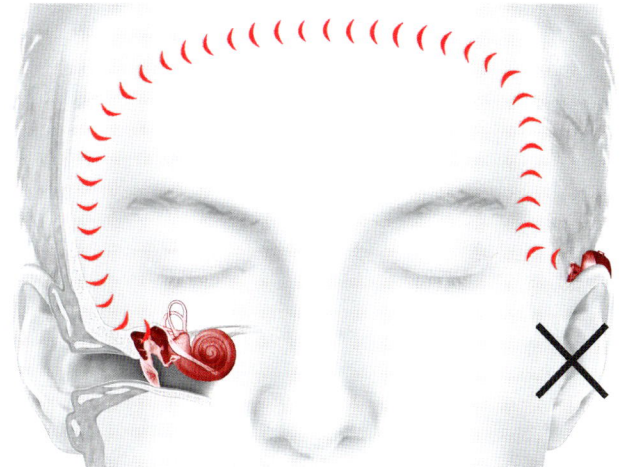

Das linke Ohr ist taub (aus Patientensicht). Das Knochenleitungshörgerät links überträgt die Schwingungen über den Schädelknochen bis auf das rechte Ohr. Somit können auch Höreindrücke von links wahrgenommen werden.

der Taubheit > 10 Jahre, anatomische Gründe etc.). In diesen Fällen profitieren auch einseitig taube Menschen sehr von einem Knochenleitungshörgerät: Die Knochenvibrationen erreichen auch das Innenohr der gesunden (Gegen-)Seite. So wird der Patient zumindest auf der tauben Seite ansprechbar, wenngleich er nur auf der gesunden Seite hört. Der Patient tritt aus dem »Schallschatten«. Das hat enorme Vorteile, besonders wenn viele Menschen gleichzeitig sprechen und Umgebungslärm herrscht.

## 107 Wie funktioniert ein Mittelohrhörgerät und für wen ist es sinnvoll?

Mittelohrhörgeräte werden operativ direkt in das Mittelohr eingesetzt. Dort verstärken sie durch Ankopplung an vorhandene Mittelohrstrukturen (Gehörknöchelchenkette) die natürliche Schwingung und leiten den Schall an das Innenohr weiter. Sie haben enormes Verstärkungspotenzial und können sogar bei mittel- bis hochgradiger Schwerhörigkeit noch ein gutes Sprachverstehen ermöglichen. Voraussetzung ist aber, dass eine Restfunktion des Innenohrs vorliegt – der Patient darf nicht taub sein. Für die unterschiedlichen Systeme existieren genaue Indikationsgrenzen, also Hörleistungsgrenzen, die eingehalten werden müssen. Entsprechend erfahrene HNO-Ärzte prüfen diese Kriterien genau. Zu den am häufigsten eingesetzten Systemen gehört die sogenannte Vibrant Soundbridge von Med-El. Hier wird ein kleiner »Schwinger« an einem Kabel direkt an die Gehörknöchelchenkette angekoppelt. Die Schwingung der Gehörknöchelchenkette wird so verstärkt, dass ein deutlich besseres Verstehen resultiert. Auch dieses System besteht aus einem sichtbaren Außenteil (Sprachprozessor) und einem unsichtbaren Implantat. Besonders Patienten mit ausgeprägten kombinierten Schwerhörigkeiten (s. Frage 32) profitieren von diesem System: Durch die verbesserte Kettenschwingung werden sowohl die Schallleitungsschwerhörigkeit verbessert als auch durch die Verstärkung die Innenohrschwerhörigkeit ausgeglichen. Der Gehörgang bleibt offen, was gerade bei Patienten mit chronisch feuchten Gehörgängen oder ständigem Ohrlaufen beim Tragen von konventionellen Hörgeräten von großem Vorteil ist.

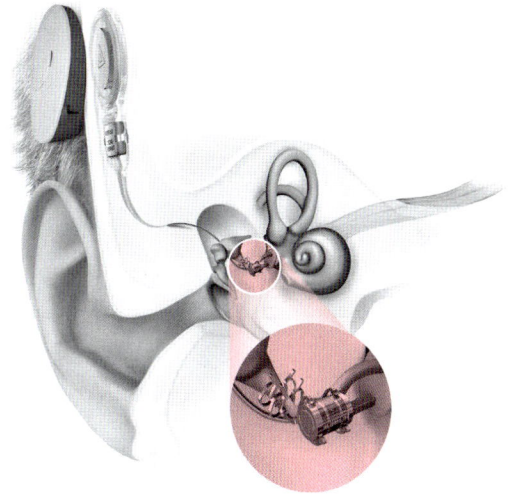

Der magnetisch auf der Kopfschwarte sitzende Sprachprozessor sendet Klang-informationen über die Spule zum »Schwinger«. Die Ankopplung im Mittelohr ist variabel, hier mittels Clip am langen Ambossfortsatz befestigt. (Abb.: MED-EL)

## 108 Wie funktioniert ein Cochlea-Implantat (CI) und für wen ist es sinnvoll?

Die Entwicklung des Cochlea-Implantats gehört zweifelsfrei zu den bedeutendsten Errungenschaften der Hals-Nasen-Ohren-Heilkunde. Es ist jetzt möglich, taub geborene Babys und später ertaubte Patienten wieder hören zu lassen. Ausgefallene Haarzell-

# Cochlea-Implantat (CI)

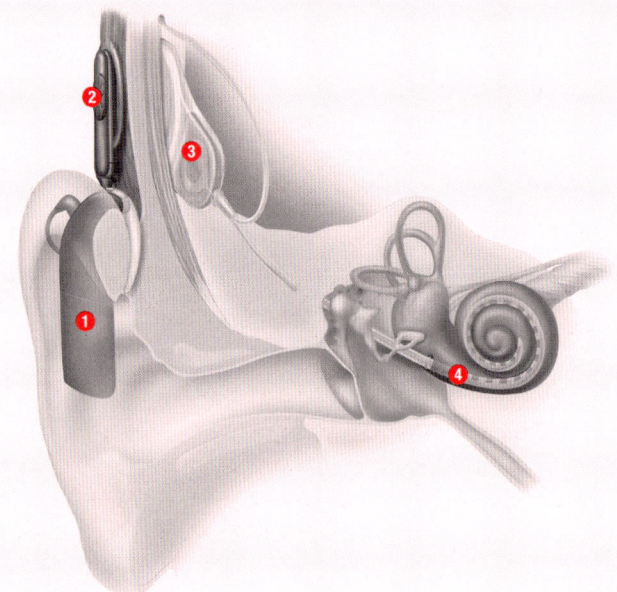

**1** SOUNDPROZESSOR

Ein kleines Mikrofon nimmt Schallwellen auf, die dann vom äußerlich getragenen Soundprozessor in digital kodierte Signale umgewandelt und an die Sendespule übertragen werden.

**2** SENDESPULE

Über die Sendespule werden die Signale an das unter der Haut liegende Implantat übertragen.

**3** IMPLANTAT

Das Implantat wandelt die kodierten Signale in elektrische Impulse um und leitet sie an die Elektrodenträger weiter.

**4** ELEKTRODENTRÄGER

Die Elektroden stimulieren die Hörnervenfasern in der Cochlea – im Gehirn entsteht ein Höreindruck.

# Aufbau eines CI

Das Cochlea-Implantat ist folgendermaßen aufgebaut: Es besteht aus einem äußeren (sichtbaren) Teil und dem eigentlichen Implantat (unsichtbar unter der Haut). Das Mikrofon befindet sich außen am Ohr, ebenso der Sprachprozessor, der die Schallsignale entschlüsselt und an einen magnetisch befestigten Sender weitergibt. Ein im Schläfenbein implantierter elektronischer Empfänger wandelt sie in elektrische Impulse um, die er zu den in der Hörschnecke angebrachten Elektroden leitet. Diese reizen den Hörnerv, der nicht geschädigt sein darf, damit er die Signale an das Gehirn übermitteln kann.

### Faustregeln für die Versorgung mit einem Cochlea-Implantat (CI):

Wenn der Patient mit seinem (gut angepassten) Hörsystem nicht mehr telefonieren kann, sollte die Notwendigkeit einer Cochlea-Implantat-Versorgung überprüft werden. Prinzipiell kommen da für Patienten in Betracht, die mit CI-Versorgung ein besseres Sprachverstehen erreichen könnten als mit Hörgeräten. Ein unter 60%iges Einsilberverstehen in Ruhe wird dabei als Grenze angenommen.

### Wer kann nicht mit einem CI versorgt werden?

Eine CI-Versorgung macht natürlich nur dann Sinn, wenn überhaupt eine Hörschnecke und ein Hörnerv angelegt sind. Das wird in Röntgenuntersuchungen überprüft. Sollte der Patient aus körperlichen oder geistigen Gründen nicht in der Lage sein, die Operation, Nachsorge und gesamte Rehabilitation/Anpassung zu bewältigen, ist er für eine CI-Versorgung ungeeignet.

funktion im Innenohr kann durch die operative Einlage einer winzigen Stimulationselektrode wieder hergestellt werden. Die inneren Haarzellen als unsere eigentlichen Hörsinneszellen reagieren auf mechanische Stimulation (Schallreiz) mit elektrischen Impulsen, die sie an den Hörnerv weitergeben. Fällt diese »mechano-elektrische«-Stimulation aus, ist der Mensch taub. Eine Verstärkung des Schalls ist sinnlos, da die Haarzelle den Schall nicht in einen elektrischen Impuls umwandeln kann. Diese Funktion übernimmt nun die eingesetzte Elektrode. Dabei war auch die Erkenntnis um die Tonotopie der Hörschnecke sehr hilfreich: Hohe Töne werden im Bereich der Schneckenspitze in ein elektrisches Signal umgewandelt, tiefe Töne nahe der Schneckenbasis. Stimuliert man den Hörnerv nahe der Schneckenspitze, hört der Patient einen hohen Ton und umgekehrt. Der Sprachprozessor wandelt die eingehenden Töne in elektrische Impulse, die an entsprechender Stelle der Hörschnecke das Hören stimulieren.

## 100 Können auch taub geborene Kinder mit einem CI versorgt werden?

Einseitige angeborene Taubheit betrifft 1–3 von 1000 Neugeborenen, beidseitige angeborene Taubheit 1–2 von 100.000 Neugeborenen. Jährlich werden ca. 600 Babys taub geboren. Mit der Einführung des sogenannnten Hörscreenings schon in der Geburtsklinik können die Betroffenen heute viel schneller gefunden und entsprechend beraten werden. Es ist nämlich enorm wichtig, eine CI-Versorgung so früh wie möglich zu beginnen, um den Spracherwerb der (Klein-)Kinder uneingeschränkt zu ermöglichen. Denn nur wer gut hört, lernt auch sprechen. Angestrebt wird eine, wenn nötig, beidseitige CI-Versorgung noch im ersten Lebensjahr – spätere Implantationen haben einen deutlich verzögerten Spracherwerb zur Folge, der vielleicht nie wieder aufgeholt werden kann.

# SCHWERHÖRIGKEIT: HÖRTRAINING, REHABILITATION UND ALLTAGSTIPPS

**Das Erkennen von Geräuschen und das Verstehen von Sprache sind Leistungen unseres Hörzentrums im Gehirn.** Das Hörsystem allein korrigiert das Hörproblem am Ohr – die Verarbeitung im Gehirn sollte dann in einem zweiten Schritt trainiert werden. Je schwerer und länger die Hörstörung bestand (Hörentwöhnung), desto größer ist der Trainingsbedarf. Die Nervenstrukturen müssen wieder trainiert werden ähnlich der Muskelfasern eines Sportlers. Das sollte Bestandteil einer erfolgreichen Hörrehabilitation sein.

## 110 Was versteht man unter Hörtraining (Audiotherapie)?

Unter dem Begriff »Hörtraining« versteht man eine spezielle Trainingsform für Ohr und Gehirn. Es ist für »Hörentwöhnte« entwickelt worden, um Ohren und Gehirn wieder für anspruchsvolle Hörsituationen zu trainieren. Trainingsinhalte sind meist Geräuscheerkennung, räumliches Hören, Lautstärkeregelung und Sprachdifferenzierung.

## 111 Für wen ist ein Hörtraining wichtig?

Schwerhörigkeit schreitet langsam voran und entwickelt sich über Jahre. Bis Patienten es merken oder darauf aufmerksam gemacht werden, besteht oft schon eine Zeit der Hörentwöhnung. Kommen dann Hörgeräte zum Einsatz, finden es schwerhörige Menschen häufig schwierig, die Flut der Geräusche und Töne voneinander zu unterscheiden. Manche Töne, Tonfolgen und vor allem Alltagsgeräusche, die sie teilweise schon länger nicht mehr gehört haben, können Hörgeräteträger nicht mehr richtig zuordnen und wirken zunächst störend. Gerade für diese Menschen ist das zusätzliche Hörtraining zu empfehlen. Es stellt einen wesentlichen Teil der Therapie für Gehörlose mit Innenohrimplantaten dar, und die Teilnehmer trainieren unter Anleitung, ihr Gerät richtig einzustellen.

## Tipp aus der Praxis

Insbesondere auch **vor** einer Hörgeräteversorgung macht ein spezielles Hörtraining Sinn. Ziel ist die Vorbereitung unserer Nerven und des Gehirns auf bevorstehende schwere Aufgaben im Rahmen der Hörgeräteanpassung. Vergleichbar ist das mit dem nötigen Muskel- und Konditionstraining vor einem Sportwettkampf.

Merke: Die körperliche und geistige Belastung mit neuen Hörsystemen nach jahrelanger Hörentwöhnung ist nicht zu unterschätzen!

## Kann jeder vom Hörtraining profitieren?

Prinzipiell ist Hörtraining für alle sinnvoll. Auch wer noch kein Hörgerät tragen muss, kann sein Gehör immer wieder spielerisch trainieren. Tipp: Lassen Sie sich bei der Arbeit, zu Hause, beim Sport oder in der Freizeit nicht andauernd von Radio und CD-Spielern beschallen. Schalten sie so oft wie möglich die Geräte ab. Hören Sie wieder konzentriert hin und versuchen Sie, unterschiedliche Geräusche wahrzunehmen und zu erkennen, zum Beispiel beim Spazierengehen in der Natur, bei der Hausarbeit oder bei Geräusche-Ratespielen mit dem Partner oder Freunden.

## Was kostet und wie lange dauert ein Hörtraining?

Hörtraining gibt es in verschiedenen Formen. Als einzeln belegbare Module, als Rehabilitation in 3–4 Wochen oder als begleitende Maßnahme über 1–2 Jahre. Grundsätzlich kann ein Hörtraining verordnet werden. Die Entscheidung über die Kostenübernahme trifft die Krankenversicherung im Einzelfall – in der Regel ist Hörtraining aber eine Selbstzahlerleistung. Für die modulare Variante entstehen Gebühren zwischen 50 und 150 € pro Modul je nach Trainingskonzept. Die mehrwöchigen oder begleitenden Varianten kommen standardmäßig bei Hörimplantatversorgten zum Einsatz und sind Teil der Rehabilitation. Die Kosten dafür trägt dann im Regelfall die Krankenversicherung. Auch nach mehreren Jahren der Nutzung können Hörsystemeträger ein Hörtraining als zusätzliche Maßnahme erfragen.

## 114 Hilft ein Hörtraining bei einem Hörtrauma?

Wenn ein Trauma zu einer bleibenden Hörschädigung geführt hat und eine Hörgeräte- bzw. Hörsystemversorgung notwendig macht, dann ist ein Hörtraining natürlich sinnvoll. Vor allem dann, wenn eine lange Zeit der Hörentwöhnung zwischen Schaden und Versorgung lag. Auch wenn sich das Hörtrauma in einer Überempfindlichkeit gegenüber lauten Alltags- und Umweltgeräuschen (Hyperakusis) äußert, kann ein Hörtraining helfen, um sich wieder an die volle Intensität von Schall zu gewöhnen. In dieser dann stattfindenden Akklimatisierung wird das traumatisierte Hörvermögen in kleinen Dosen, schrittweise und teils mit technischer Unterstützung an die »Normal-Umgebung« herangeführt.

## 115 Hilft Hörtraining bei Tinnitusbeschwerden?

Bei einem Hörtraining wird nicht nur die richtige Zuordnung der Töne und Tonfolgen, sondern auch das Orten der Richtung wieder erlernt. Ein weiteres Ziel der Audiotherapie ist es, störende Hintergrundgeräusche bewusst auszuschalten und damit Gesprächen besser folgen zu können. Das ist ein wesentlicher Inhalt einer erfolgreichen Tinnitustherapie und wird in Tinnituszentren oder psychosomatischen Kliniken angeboten. Das Hörtraining kann also auch Tinnitusgeplagten Erleichterung bringen.

## 116 Was bieten mir ausgewiesene Tinnituszentren?

Die Aufgabe des HNO-Arztes bei störenden Ohrgeräuschen ist Abklärung objektiver Ursachen für das Ohrgeräusch (z. B. pulsierende Gefäßschlinge) und die Versorgung einer evtl. begleitenden Hörstörung. In vielen Fällen führt die Hörrehabilitation z. B. mit Hörgeräten zu einer deutlichen Symptomlinderung. Darüber hinaus ist es auch Aufgabe des HNO-Arztes, über die Symptome aufzuklären und dem Patienten die Angst zu nehmen. Das wird als »Counselling« bezeichnet. Erst wenn die Ohrgeräusche zu tiefgreifenden Beeinträchtigungen im Alltag führen (Schlafstörungen, Konzentrationsmängel, Ängste, Depressionen), werden Ohrgeräusche zur »echten« Krankheit. Hier muss evtl. an Fachärzte oder Fachkliniken verwiesen werden. Therapeutischer Ansatz hier ist das Erlernen von Entspannungstechniken, die strukturierte tinnitusspezifische Verhaltenstherapie und ggf. auch die medikamentöse Therapie von Begleiterkrankungen (Depression, Schlafstörungen). Gerade die Verhaltenstherapie hat das Ziel der kognitiven »Umbewertung« des bedrohlichen und belastenden Ohrgeräuschs.

## 117 Warum ist der Rehabilitationsprozess nach Cochlea-Implantation so aufwendig?

Bei der Cochlea-Implantation wird die ausgefallene Innenohrfunktion durch eine Prothese ersetzt. Die operativ eingesetzte Elektrode erregt den Hörnerv direkt und vermittelt so einen Höreindruck. Da dieser neue Höreindruck »unnatürlich« generiert wird und die Elektrode auch nur 22 Elektrodenpunkte besitzt, die für die unterschiedlichen Frequenzen kodieren, ist auch das Hören mit CI komplett anders. Taub geborene Babys werden nie das »natürliche« Hören vermissen, später Ertaubte dagegen kämpfen anfänglich mit den neuen Höreindrücken. Insbesondere bei einseitiger Taubheit fällt der Unterschied schon auf. Die Hörschwelle ist sicher vergleichbar zum Normalhörenden, der Höreindruck monotoner und mechanischer. Das Gewöhnen daran und der technische Umgang mit den kleinen Hochleistungscomputern erfordern viel Zeit und Geduld. Eine Rehabilitation für diese Patienten ist unabdingbar. Sie dient der Verbesserung des Sprachverstehens und des Hörgefühls mit dem Cochlea-Implantat. Gelernt werden aber auch Entspannungsverfahren, da das Hörtraining und die Verarbeitung der täglichen neuen Höreindrücke sehr anstrengend sein können. Übungen werden als Einzelunterricht, Gruppentraining oder durch selbstständiges Üben am PC angeboten. Prinzipiell kann die Rehabilitation nach der Operation ambulant oder stationär erfolgen.

## 118 Was kann ich von einer erfolgreichen Hörrehabilitation erwarten?

Ziel jeder Hörrehabilitation – ob nun operativ oder durch eine Hörgeräte- oder Hörsystemversorgung – ist die Wiederherstellung eines ausreichenden Sprachverstehens im Alltag. Die Möglichkeit der Pflege sozialer Kontakte durch uneingeschränkte Kommunikation hat nicht zu unterschätzende gesundheitserhaltende Wirkung.

## 119 Verbessert eine gute Hörrehabilitation erneut die geistige Leistungsfähigkeit?

Diese Frage ist schwer zu beantworten, da die Studien teilweise methodische Schwächen aufweisen. Es gibt aber auch zu dieser Fragestellung einige Studien, die eine klare Verbesserung der geistigen Leistungsfähigkeit nach Hörgeräteversorgung belegen. Große Studien mit entsprechenden Kontrollgruppen fehlen aber. Es wäre ratsam, bei entsprechender Schwerhörigkeit schnell Hilfe zu suchen und diesen Nachteil auszugleichen, damit sich die negativen

Folgen für die geistige Leistungsfähigkeit gar nicht erst bemerkbar machen. Die aktuellen Zahlen dazu sind allerdings katastrophal: In den USA vergehen acht bis neun Jahre zwischen Diagnosestellung und Hörgeräteversorgung! In Deutschland sind auch nur 25 % der Schwerhörigen überhaupt versorgt. Bei den CI-Kandidaten ist die Quote noch viel schlechter: Nur 5–10 % der CI-Kandidaten sind auch CI-Träger.

## Ist eine Rehabilitation auch nach Schallleitungs-schwerhörigkeit möglich?

Liegt eine dauerhafte Schallleitungsschwerhörigkeit vor, dann ist der Schalltransport zum Innenohr gestört. Das kann unterschiedliche Ursachen haben, meist liegt das Problem im Bereich des Trommelfells (Loch) oder im Mittelohr (Gehörknöchelchenkette). Ziel der Rehabilitation ist die Beseitigung dieser (mechanischen) Schallübertragungsstörung. In der Regel ist ein Mittelohr-chirurgischer Eingriff möglich, um die Diagnose zu sichern und das Problem operativ zu lösen (Tympanoplastik, s. Frage 79 ff.). Sollte das nicht möglich sein, ist auch eine Hörgeräte- oder Hörsystemversorgung zu erwägen.

## Muss ich mit meinem Hörgerät regelmäßig zur Kontrolle?

Es ist sehr ratsam, sich als Hörgeräteträger regelmäßig in HNO-ärztliche Kontrollen zu begeben. Die erste Nachuntersuchung nach erfolgter Hörgeräteversorgung ist obligat und Teil des Versorgungsprozesses. Ihr HNO-Arzt sollte sich unabhängig von der Funktion und dem Nutzen des Hörgeräts überzeugen. Dazu führt er in der Regel eine sprachaudiometrische Untersuchung mit und ohne Hörgerät durch. Hier sollte der Patient einen deutlichen Zuwachs im Sprachverstehen erzielen. Auch später sollte der HNO-

Arzt regelmäßige Kontrollen durchführen. Oft nötig sind das Reinigen der Gehörgänge und die Überprüfung der Innenohrfunktion. Änderungen in der Leistungsfähigkeit machen dann ein »Nachstellen« der Hörgeräte nötig. Es ist also enorm wichtig, regelmäßig auch die Ohrfunktion zu überprüfen.

## Wann habe ich Anspruch auf ein neues Hörgerät?

Prinzipiell haben Sie als Schwerhörige(r) nach sechs Jahren Anspruch auf eine Neuversorgung mit einem Hörgerät. Liegt eine besondere Begründung durch einen Hals-Nasen-Ohren-Arzt vor, beispielsweise bei einer Verschlechterung des Hörvermögens, kann der Antrag für ein neues Hörgerät auch schon früher erfolgen. Auch deshalb sollten regelmäßige Kontrollen erfolgen.

## Welche Gründe führen dazu, dass Hörgeräte nicht getragen werden?

Prinzipiell tragen viele Menschen ihre Hörgeräte nicht oder zumindest nicht dauerhaft. Das wäre aber sehr wichtig für die optimale Gewöhnung an das neue System, um daraus den gewünschten Nutzen zu ziehen. In einigen Studien wurden die Gründe für das »Nichttragen« der Hörgeräte abgefragt. Häufige Antworten waren: fehlender Nutzen für den Hörgewinn, Okklusionseffekt, Rückkopplungsphänomene (Pfeifen), Druckstellen und Ohrlaufen. Auf praktisch alle diese Gründe gibt es eine gute Antwort. Nämlich: Wenn Sie mit Ihren Hörgeräten bzw. dem Hörgewinn nicht zufrieden sind, wenden Sie sich an Ihren HNO-Arzt und/oder Hörgeräteakustiker! Hörgeräte in der Nachttischschublade nutzen niemandem. Es gibt für nahezu alle Probleme Lösungen oder Alternativen.

## Wie pflege ich meine Hörgeräte optimal?

Die Gehörgänge bilden Schweiß, Ohrenschmalz und sind bakteriell besiedelt. Die Hörgeräte bedürfen also intensiver Pflege. Sie sollten die Hörgeräte vor Sonne, Wasser und Hitze fernhalten. Desinfizieren und Reinigung mit Tüchern reicht. Der Schallschlauch und das Ohrpassstück können mittels Sauerstoffbad gereinigt werden. Haushaltsreiniger und Alkohol sind vollkommen ungeeignet. Für tiefergehende Reinigungsmaßnahmen gibt es spezielle Pflegeprodukte auf dem Markt. Dazu gehören Ultraschallgeräte und Trockenboxen. Ggf. muss zur Reinigung von Hörgeräteteilen auch der Hörakustiker zurate gezogen werden. Zur Schonung der Batterien sollte das Hörgerät bei Nichtgebrauch ausgeschaltet sein. Üblicherweise müssen die Batterien regelmäßig gewechselt werden. Moderne Hörgeräte können auch mittels Induktion aufgeladen werden – dazu werden sie in eine entsprechende Ladestation gelegt.

## SCHLUSSPLÄDOYER

Am Ende möchte ich gerne auf den Anfang zurückkommen und Ihnen nochmals die Botschaft dieses Buchs mitgeben: Für jede Schwerhörigkeit gibt es eine Versorgungsmöglichkeit! Nutzen Sie die enormen Fortschritte der Medizin und der Technik. Sollten Sie an beginnender Schwerhörigkeit leiden oder mit Ihrer aktuellen Versorgungssituation unzufrieden sein, zögern Sie nicht, sich untersuchen und beraten zu lassen. Scham und Eitelkeit sind keine guten Berater. Der Erhalt bzw. die Wiederherstellung des Gehörs hat enorme soziale und gesundheitliche Bedeutung. Schützen Sie sich vor geistigem Leistungsabbau, Demenz und Depressionen. Hören ist Lebensqualität und erhält Ihre Lebensfreude bis ins hohe Alter.

# ANHANG

## Literaturtipps

**Amieva, H., & al. (11. September 2018):** Death, Depression, Disability, and Dementia Associated With Self-reported Hearing Problems: A 25-Year Study. *J Gerontol A Biol Sci Med Sci*. doi:10.1093/gerona/glx250

**Deutsches Ärzteblatt. (5. April 2019).**

**Fischer, N., Weber, B., & Riechelmann, H. (2016):** Presbyakusis – Alters-schwerhörigkeit. (H. Riechelmann, & T. Stöver, Hrsg.) *Laryngo-Rhino-Otologie 95*, S. 497–510. doi:10.1055/s-0042-106918

**Hesse, G. (2016):** Innenohrschwerhörigkeit Teil II: Plötzliche Hörminde-rung – Hörsturz. Therapeutische Optionen. *Laryngo-Rhino-Otologie 95*, S. 461–469.

**Lailach, S., & Zahnert, T. (2016):** Grundlagen der Ohrchirurgie. *Laryngo-Rhino-Otologie 95*(2760512016149754636), S. 855–877. doi:10.1055/s-0042-118098

**Lehnhardt, E., & Laszig, R. (2009, 9. Aufl.):** *Praxis der Audiometrie.* Stuttgart: Thieme Verlag.

**Lenarz, Schmuziger, & al. (2020):** *Deutsche Gesellschaft Hals-Nasen-Ohren-Heilkunde.* Von https://www.awmf.org/leitlinien/aktuelle-leitlinien/ll-liste/deutsche-gesellschaft-fuer-hals-nasen-ohren-heilkunde-kopf-und-hals-chirurgie-e-v-bonn-dg-hno.html [zuletzt abgerufen am 17.11.2020]

**Lin, F. R., & Ferrucci, L. (27. Februar 2012):** Hearing loss and falls among older adults in the United States. *Arch Intern Medicine*, S. 369–371. doi:10.1001/archinternmed.2011.728

**Livingston, P. G. (2020):** Dementia, prevention and intervention, and care. *Report of the Lancet Commission*.

**Michel, O. (4. Dezember 2017):** Summe aller Schäden oder altersbedingte Schwerhörigkeit? *HNO.NACHRICHTEN 47*, S. 28–32.

**Rutherford, B. R., Brewster, K., Golub, J. S., Kim, A. H., & Roose, S. P. (1. März 2018):** Sensation and Psychiatry: Linking Age-Related Hearing Loss to Late-Life Depression and Cognitive Decline. *The American Journal of Psychiatry*. doi:10.1176/appi.ajp.2017.17040423

Schulze, A., & Zahnert, T. (Oktober 2014): Diffenzialdiagnostik der Hörstörungen. *Laryngo-Rhino-Otologie 93*, S. 689–715. doi:10.1055/s-0034-1387738

Weber, E. H. (1834): De utilitate cochleae in organo auditus. In E. H. Weber, & E. H. Weber (Hrsg.), *De pulsu, resorptione, auditu et tactu. Annotationes Anatomicae et Physiologicae* (S. 25–44). Leipzig: Köhler.

## Hilfreiche Adressen

www.schwerhoerigen-netz.de

zum Thema chronischer Tinnitus:

https://www.awmf.org/leitlinien/detail/ll/017-064.html

zum Thema Hörsturz:

https://www.awmf.org/leitlinien/detail/ll/017-010.html

zum Thema implantierbare Hörsysteme:

https://www.awmf.org/leitlinien/detail/ll/017-073.html

zum Thema Cochlea-Implantat:

https://www.awmf.org/leitlinien/detail/ll/017-071.html

https://www.fgh-info.de

## Kontakt

PD DR. MED. HABIL. CHRISTIAN MOZET

Facharzt für Hals-Nasen-Ohrenheilkunde /
Plastisch-ästhetische Operationen

HNO-Gemeinschaftspraxis am Johannisplatz

Johannisplatz 1

04105 Leipzig

Tel.: **0341 – 213 06 08**

Fax.: **0341 – 213 06 09**

E-Mail: **info@hno-johannisplatz.de**

# Danksagung

Danken möchte ich Herrn Michael Willenberg, Hör- und CI-Akustiker des Hörzentrums Gromke in Leipzig, für die Unterstützung und Beratung zum Kapitel »Hörgeräteversorgung«. Mit seiner langjährigen Erfahrung in der Versorgung und Anpassung konventioneller und implantierter Hörsysteme kennt Herr Willenberg alle Sorgen und Nöte der Patienten. Eine enge Zusammenarbeit zwischen Hörgeräteakustiker und HNO-Arzt ist die Basis für jede optimale Versorgung, gerade von Problempatienten.